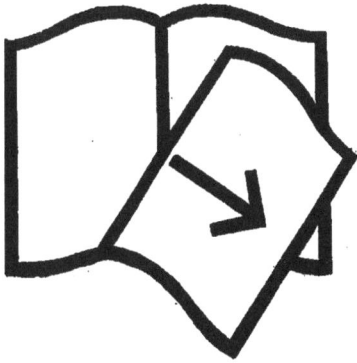

Couverture inférieure manquante

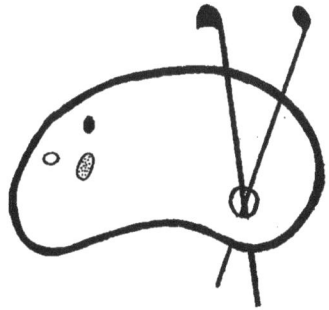

DEBUT D'UNE SERIE DE DOCUMENTS
EN COULEUR

Dr Félix LOBLIGEOIS

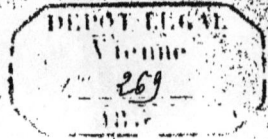
Les

Armoiries des Communautés

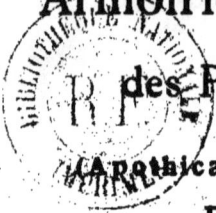

des Professions Médicales

(Apothicaires, Barbiers, Chirurgiens, Droguistes et Médecins),

d'après

l'Armorial général de France de d'Hozier

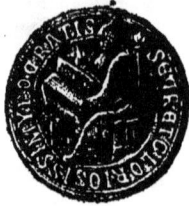

EXTRAIT DU BULLETIN

DE LA

Société d'Histoire de la Médecine

(1904)

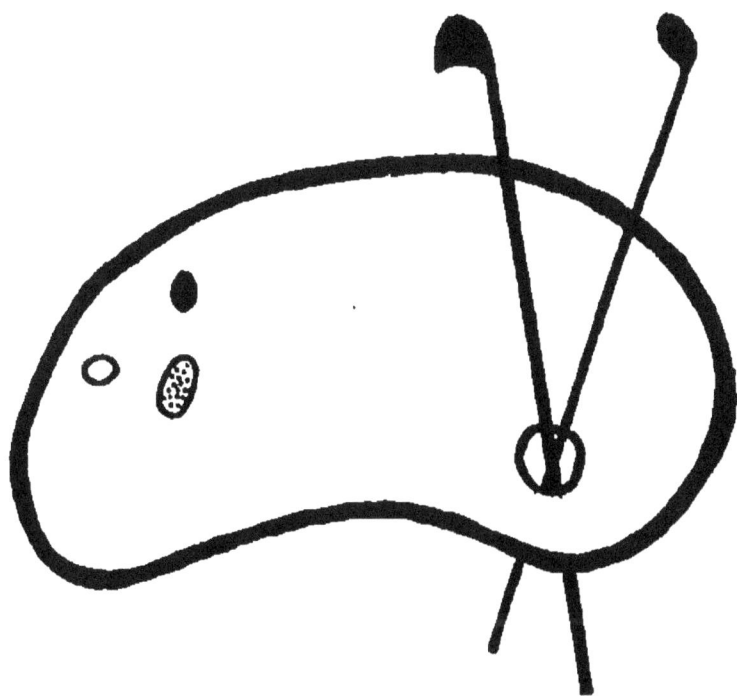

FIN D'UNE SERIE DE DOCUMENTS
EN COULEUR

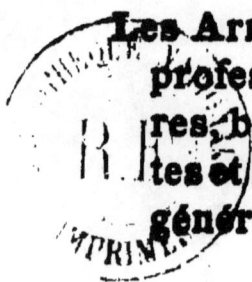

Les Armoiries des communautés des professions médicales (apothicaires, barbiers, chirurgiens, droguistes et médecins), d'après l'Armorial général de France de d'Hozier (¹).

Un édit de Louis XIV enjoignit en 1696 à toutes les villes, communautés, etc., de faire enregistrer (en des bureaux désignés à cet effet) leurs armoiries. Cet enregistrement se faisant d'ailleurs à titre onéreux, il n'y avait là qu'une mesure fiscale : aussi les communautés qui n'avaient pas encore d'armoiries durent-elles s'en créer. Elles eurent recours parfois alors à la science héraldique des capitaines d'armes nommés dans ce but. C'est ce qui explique l'uniformité des armoiries des communautés de certaines villes.

Les communautés riches se soumettaient volontiers à cet impôt qui devenait onéreux pour d'autres moins fortunées. Ces dernières se groupaient dans ce cas à plusieurs à la fois pour ne payer qu'une seule taxe: d'où les armoiries collectives réunissant parfois les métiers les plus divers, mais souvent aussi les professions similaires.

Ces enregistrements étaient consignés, avec la description des armoiries, sur des registres spéciaux paraphés par les commissaires royaux et par d'Hozier chargé spécialement de la surveillance de ce service.

Le relevé de ces registres (manuscrit existant à la

(1) Extrait du *Bulletin de la Société d'Histoire de la Médecine* (1904).

Bibliothèque nationale) constitue l'armorial général de France de d'Hozier.

Les blasons décrits dans cet armorial sont reproduits coloriés dans une autre série de volumes qui accompagnent les premiers. Il est très important de contrôler l'un par l'autre ces deux recueils, car l'on rencontre dans l'un des détails que l'on ne trouve pas dans l'autre et réciproquement ; quelquefois des divergences (sans importance d'ailleurs) existent entre la description d'un blason et l'image qui en existe.

L'Armorial général de France ne contient qu'un blason pour une communauté donnée ; or, certaines communautés modifièrent leurs armoiries au cours des siècles (citons comme exemples, afin de nous en tenir à notre sujet, les communautés de chirurgiens de Lyon, Paris et Rouen) ; d'autre part, on chercherait vainement dans le d'Hozier les armoiries de certaines communautés (par exemple : celles des chirurgiens de Versailles, Nevers, Nîmes, Draguignan, Hyères, Toulon, des apothicaires de Cuers, Hyères, Nevers, Nîmes, Thouars, Versailles, et des droguistes de Toulon) que nous savons par ailleurs avoir existé.

Tout en reconnaissant ces lacunes, nous nous sommes borné à relever les armoiries de toutes les communautés des professions médicales telles qu'elles existent dans l'Armorial général de France.

Cette branche de l'Histoire de la Médecine a été un peu dédaignée jusqu'ici : le seul ouvrage que nous connaissions sur ce sujet est un très intéressant travail du Dᵣ Dauchez intitulé : « les Armoiries des chirurgiens de Saint-Côme aux xvıᵉ, xvııᵉ et xvıııᵉ siècles (1) », dans lequel cet auteur a publié les descriptions des armoiries des chirurgiens d'après le d'Hozier. Cet ouvrage contient un certain nombre d'omissions qui

---

(1) Paris, Picard, édit.

ont été relevées dans une note parue dans le n° 8 du 25 avril 1903 de la *France médicale*. Nous devons ajouter que la liste des omissions du Dr Dauchez contenue dans cette note est elle-même très incomplète et contient même des erreurs. Nous disons cela d'ailleurs sans aucun esprit de dénigrement et simplement pour nous excuser dans le cas où nous-même ferions des omissions et des erreurs.

Poussant plus loin que M. Dauchez le relevé qu'il n'a fait que pour les chirurgiens, nous l'avons étendu aux diverses professions se rattachant à l'art médical. Nous avons donc copié les descriptions des armoiries des communautés relatives aux apothicaires, barbiers, chirurgiens, droguistes et médecins (1). Nous y avons joint à titre de curiosité les blasons des Facultés de médecine de Lyon, Paris et Strasbourg.

On peut s'étonner de nous voir classer les barbiers parmi les professions médicales : voici nos raisons pour agir ainsi : les chirurgiens portaient jadis en certains lieux le titre de chirurgiens-barbiers ; les barbiers ont parfois dans leurs armoiries les mêmes emblèmes que les chirurgiens ; dans les blasons collectifs ces deux professions sont souvent unies ; enfin, rappelons qu'à Paris, pendant un temps assez long, les médecins de la confrérie de Saint-Luc, ne voulant pas avoir recours

---

(1) Ce n'est pas chose facile de faire ce relevé, ce que l'on comprendra si l'on songe que l'Armorial général ne comporte pas moins de trente-quatre énormes volumes in-folio contenant les descriptions de près de 127.000 armoiries (exactement 126.954), et dont il n'existe pas de table des matières autre que « l'Indicateur des armoiries » d'Ulysse Robert, ouvrage très précieux pour les renseignements qu'il donne, mais qui est très incomplet : exemple : les omissions des communautés de chirurgiens d'Auxerre, Montpellier, Ham, Blesle ; des apothicaires de Caen et Fougères, des droguistes de Carcassonne et Tarascon. La liste que nous donnons est donc celle que nous avons relevée nous-même directement dans le d'Hozier ; nous n'osons pas affirmer qu'elle est absolument complète.

aux chirurgiens de Saint-Côme (avec lesquels ils étaient en lutte) pour pratiquer la saignée (qu'ils dédaignaient de faire eux-mêmes), s'adressaient aux barbiers pour pratiquer cette opération : pour ces motifs on conviendra que les barbiers peuvent à bon droit prendre place parmi les professions médicales.

Quant aux droguistes, ils étaient probablement parfois confondus avec les épiciers, mais le soin avec lequel dans les armoiries collectives on les distingue des épiciers, à plusieurs reprises, nous permet de les considérer comme étant certainement le plus souvent occupés exclusivement de la vente des plantes médicinales.

Rappelons que les apothicaires correspondaient à nos pharmaciens actuels.

Qu'elles représentent une ou plusieurs communautés, les armoiries pourraient se diviser en différentes catégories d'après leur composition : il y a d'abord les plus simples, formées uniquement de champs unis de tel ou tel *émail* (1), divisés en un plus ou moins grand nombre de partitions. Souvent les armoiries des communautés d'une même ville présentaient toutes la même partition : c'est, en particulier, fréquent dans l'Orléanais, notamment à Beaugency, à Chartres, à Châteaudun, etc.

Ces partitions, au lieu d'être unies, peuvent être agrémentées de pièces nobles ou secondaires, sans représentation d'aucun objet figuré.

Dans une autre catégorie nous voyons apparaître des personnages (des saints ou des figures allégoriques) ou des animaux.

Dans une quatrième catégorie nous rangerions les blasons dans lequel on trouve des objets, professionnels ou non.

---

(1) Voir dans le lexique qui se trouve à la fin l'explication des termes techniques.

Il est impossible de diviser aussi nettement les ar-moiries, certaines d'entre elles étant fort composites; cette classification serait d'ailleurs sans aucun intérêt.

Nous nous bornerons donc à étudier en quelques paragraphes les personnages, les animaux, les objets (professionnels ou non) que l'on rencontre dans les blasons des professions médicales.

1° Les personnages. — Ce sont dans la presque totalité des cas des saints. En tête viennent saint Côme et saint Damien, patrons des chirurgiens. Ils figurent (soit tous deux, soit saint Côme seul) dans 71 armoiries dont 43 fois dans des armoiries de chirurgiens seuls, 25 fois dans des armoiries communes aux chirurgiens et à d'autres professions (toujours médicales sauf une fois) et 3 fois dans des armoiries de médecins (1).

Saint Côme et saint Damien (2) sont figurés habillés en docteurs (anachronisme amusant), vêtus en robes longues, avec ou sans pèlerine ou rabat, et coiffés le plus souvent de bonnets carrés. Font exception les bla-sons de Lille (où les deux saints sont assis, fait unique, vêtus de toges blanches à l'antique, la tête nue); Tour-nai (où ils sont vêtus d'une sorte de dalmatique pour-pre et rouge bordée d'or, la tête nue) et Valenciennes (où ils ne sont pas figurés de même, l'un ayant une robe à l'antique et la tête nue nimbée d'un soleil d'or, et l'autre étant vêtu d'une robe de clerc courte, la tête nue et les jambes nues aussi!). A Lille, Bourges, Dôle, Valenciennes, leurs têtes ont des auréoles d'or.

Les mains de ces saints sont vides ou tiennent des

---

(1) Pour deux d'entre elles (à Rennes et à Saumur) nous croyons qu'il y a une erreur dans le d'Hozier et que le blason des chirur-giens a été attribué aux médecins et réciproquement.

(2) Voir pour plus amples détails à leur sujet notre travail sur « les figures de saint Côme et saint Damien dans les armoi-ries des communautés des chirurgiens », paru dans le *Bulletin de la Société médicale de Saint-Luc, saint Côme et saint Damien,* 1905, n° 1.

objets professionnels (lancette, boîte à pilules ou à onguent, spatule, fiole, etc.), Exceptionnellement ils tiennent une lime, un coffret, un étui à instruments, une ventouse, une épée (allusion à leur martyre).

Après saint Côme et saint Damien viennent saint Louis (Bourges, Loudun, Orléans, Romorantin, Tours, Vitry); sainte Madeleine (Ipre, Lille, Toulon, Tourrette); Notre-Dame (Lillebonne, Montauroux, Sisteron, Tulle, Ussel); saint Nicolas (Angers, le Mans, Valenciennes); saint Michel (Bordeaux et Grenoble); saint Antoine (Schlestadt); saint François (Saint-Malo); saint Roch (Montpellier); saint Joseph (Grimaud, Vailly); saint Luc (école de médecine de Lyon); la Trinité (Douai); enfin le chef de saint Quentin (Saint-Quentin).

Tous ces saints sont figurés soit en l'air, soit sur une terrasse. Ils sont parfois tout entier d'un seul émail (et dans ce cas quand il y a une terrasse, elle est du même émail), d'autres fois ils sont figurés avec la figure et les mains « de carnation », c'est-à-dire de couleur naturelle; leurs vêtements sont alors de couleurs variables et souvent composites, dans cette catégorie aussi les saints sont figurés en l'air ou sur une terrasse qui est alors toujours de sinople (verte); quand ils sont en entier d'un seul émail, les accessoires ou emblèmes que tiennent ces personnages dans leurs mains sont ordinairement du même émail qu'eux.

Comme personnages non saints nous relevons une fortune (Saumur), une femme nue (Strasbourg), un buste de femme (Saintes).

2° Les animaux. — Que nous trouvions 4 fois des serpents, 8 fois des vipères, 4 fois des couleuvres (toujours chez les apothicaires) cela n'a rien d'étonnant, le serpent ayant été de tous temps un symbole médical; de même, nous ne serons pas surpris de voir un loup à Saint-Loup (on sait combien les à peu près étaient fréquents dans les blasons); mais le cygne (Ribeauvillé),

symbole de la vigilance, le pélican (Landau), symbole
de dévouement, nous paraissent prétentieux. Enfin on
s'explique difficilement la présence d'une foule d'autres
animaux, par exemple les suivants : lion, léopard, écre-
visse, merlette, cheval, écureuil, givre, dauphin, coq et
même une tortue, symbole choisi par les médecins,
chirurgiens et apothicaires d'Issoire. Quelques-uns de
ces animaux peuvent, il est vrai, s'expliquer par leur
présence dans les armoiries de la ville où était la communauté.

3º Les objets professionnels. — Ce sont : pour les
chirurgiens, la lancette, le rasoir, la boîte couverte (à
pilules ou à onguent), la spatule ; plus rarement la
fiole, le bassin à barbe, les ciseaux, la pierre à aiguiser,
un trépan.

Pour les apothicaires, avant tout le mortier (avec ou
sans pilon) et la seringue. Plus rarement, la boîte couverte, les pilules, la fiole.

Pour les médecins, la boîte couverte, le caducée, le
bâton d'Esculape, une robe de médecin (à Brignolles
elle est désignée sous le nom de robe de Rablais)(*sic*).
Signalons comme curiosités la tête de mort des médecins de Caen, des chirurgiens de Cambrai et de la
Fère, et les larmes d'argent des médecins de Château-
Gontier !

Pour les barbiers, le plat à barbe, la perruque, le
rasoir, le peigne, les savonnettes.

Quant aux droguistes, ils sont toujours unis à d'autres professions : néanmoins ils affirment leur person-
nalité par des pains de sucre ou des plantes médicinales (séné, sauge, jombarde, etc.).

4º Objets non professionnels. Ils sont assez nom-
breux et nous n'avons pas pu trouver d'explications
satisfaisantes à la présence des objets suivants : coquemar (Montcenis), clou (Conches), sceptre (Saumur),
église (Marseille), bayonnette (Auxerre), guidon

(Bayeux), etc., quelquefois il s'agit encore d'à peu près comme la quintaine des apothicaires de Quintin.

Terminons ce chapitre en donnant deux exemples comme ils se ressemblent tous, en citer plus serait fastidieux) d'armoiries composites dans lesquelles chacune des communautés qui se réunissaient pour l'armoirie collective, donnait sa note personnelle par un objet professionnel : maintenant que l'on connaît ceux-ci on pourra plus aisément se rendre compte de la chose.

A Selles (généralité de Bourges), les chandeliers, épiciers, huiliers, potiers d'étain, chirurgiens et apothicaires sont représentés respectivement dans leur armoirie collective par deux cierges, une noix muscade, deux olives, un pot, une lancette, deux boîtes ouvertes.

A Dol (Bretagne), les chirurgiens, médecins, apothicaires et barbiers réunis sont respectivement représentés par une boîte couverte, un caducée, un mortier et trois rasoirs.

Voici maintenant les chiffres relatifs au nombre des communautés médicales, de leur réunion aux autres professions, et de leur répartition territoriale.

Les communautés de chirurgiens sont au nombre de 246 (1), 154 fois les chirurgiens sont seuls, 92 fois ils sont unis à d'autres communautés qui dans 13 cas seulement sont non médicales.

Les communautés de médecins sont au nombre de 46. Les médecins sont seuls 16 fois ; 30 fois ils sont unis à d'autres communautés, toujours médicales, sauf deux fois.

Sur 199 communautés d'apothicaires (2), 113 ne sont

---

(1) On 247 si l'on donne raison à l'Armorial des blasons coloriés qui admet que la communauté des apothicaires de Mortain est en même temps une communauté des chirurgiens, ce que ne dit pas l'Armorial général.

(2) En y comprenant les « pharmaciens » de Doullens : c'est la

pas unies à d'autres, 96 sont associées à des professions qui sont 70 fois médicales (42 fois des chirurgiens) et 26 fois extra-médicales.

Les communautés de barbiers, au nombre de 39, sont toujours unies à d'autres.

Quant aux droguistes (qui ne sont jamais seuls), ils comptent 42 communautés, dont 8 unies à des professions médicales, et 34 jointes à des professions non-médicales.

PROVINCES OU GÉNÉRALITÉS	Chirur-giens	Médecins	Apothi-caires	Barbiers	Dro-guistes
Alsace...............	5				
Auvergne...........	14	12	17	1	
Béarn (1)...........					
Bourbonnais (1)....					
Bourges............	5	1	4	2	
Bourgogne.........	33		20	8	
Bretagne...........	16	7	30	4	
Champagne........	3	1	3	2	11
Dauphiné..........			1		
Flandre............	8	1	6		
Guyenne...........	1		1		
Languedoc.........	11		9		4
Limousin...........	3	2	4	2	
Lyonnais...........	3		1		
Lorraine...........	5	2	2		
Normandie.........	39	2	26	7	9
Orléans............	12	5	6	2	4
Paris..............	1		2		
Picardie...........	10	1	8	3	
Poitiers...........	22		17		1
Provence...........	14	3	11		2
La Rochelle........	5		3		1
Soissons...........	19		13		
Tours.............	17	9	15		10
Versailles (1)......					
Totaux........	346	46	199	39	42

(1) Néant.

Quant à la répartition territoriale des communautés

---

seule fois que nous ayons relevé ce mot de pharmacien (écrit *fer-matien*) dans le d'Hozier. Nous savons que les apothicaires correspondaient exactement à nos pharmaciens actuels.

médicales, nous ne pouvons mieux l'apprécier que par le tableau synoptique ci-dessus (1).

Soit au total 438 blasons représentant à cause des blasons collectifs 572 communautés médicales.

On remarquera la fréquence des chirurgiens et des apothicaires dans les mêmes provinces (Bourgogne, Bretagne, Normandie, généralité de Poitiers). A noter aussi la présence presque exclusivement dans l'Ouest des droguistes.

Liste des armoiries des communautés ayant trait aux professions médicales telles qu'elles existent dans l'armorial général de France.

ALSACE

(*Armorial général*, tome I.)
(*Armorial : Blasons coloriés*, tome I.)

Hagueneau :

La communauté des maîtres chirurgiens : A.G.(2), p. 1020. — B. C. (3), p. 754.

« De gueules à une lancette d'argent accostée de deux oiseaux affrontés d'or. »

Landau :

La communauté des chirurgiens : A. G., p. 383. — B. C., p. 338.

---

(1) Dans lequel ne figurent pas les Facultés de médecine de Lyon, Strasbourg et Paris.

(2) Les lettres A. G. sont l'abréviation des mots : Armorial général descriptif de d'Hozier.

(3) Les lettres B. C. sont l'abréviation des mots : Blasons coloriés et indiquent l'Armorial de d'Hozier qui comprend la reproduction de ces blasons.

« D'azur à un pélican, avec sa piété dans son aire d'or, ensanglanté de gueules. »

Ribeauvillé et Sainte-Marie-aux-Mines :

La communauté des chirurgiens : A. G., 503. — B. C., p. 319.

« D'azur à un cygne d'argent béqué de gueules nageant sur des ondes de sinople et un serpent contourné de sable, couronné d'or, entrelacé avec le col du cygne qui a une couronne aussi d'or, passée à son col ; le tout accompagné de ces mots « *Prudentia et vigilentia* » en caractères de même (1). »

Schlestadt :

La communauté des chirurgiens : A. G., p. 505. — B. C., p. 299.

« D'azur à un saint Antoine passant, tenant de sa main dextre un bâton duquel pendent deux clochettes, et de sa main senestre tenant un livre ouvert, le saint accosté de deux roses, ayant derrière lui son cochon contourné, le tout d'or sur une terrasse de même (2). »

· **Strasbourg :**

La Faculté de médecine de l'université : A. G., p. 461. — B. C., p. 259.

« D'azur à une femme nue et contournée de carnation, ayant ses bras étendus et posant son pied senestre sur le moyeu d'une roue couchée, le tout d'or accostée de deux colonnes de même, chacune accolée d'un rouleau d'argent écrit de sable, dont les bouts passés en sautoir supportent un petit écusson d'argent chargé d'une bande de gueules. »

---

(1) Les caractères sont représentés de sable dans l'Armorial colorié.

(2) Ni le livre ni les roses ne sont représentés dans l'Armorial colorié.

Wasselonne :

La communauté des chirurgiens : A. G., p. 614. — B. C., p 446.

« D'azur à un saint Côme d'or, tenant en sa main dextre un rasoir ouvert d'argent emmanché d'or. »

AUVERGNE
(Armorial général, tome II.)
(Armorial : Blasons coloriés, tome II.)

Allanche :

La communauté des médecins, apothicaires et chirurgiens : A. G., p. 515. — B. C., p. 377.

« D'argent, à deux lancettes de sable, posées en fasce, accompagnées en chef d'une étoile d'azur et en pointe de trois tourteaux de gueules, 2. 1. »

Ambert :

La communauté des médecins, apothicaires et chirurgiens : A. G., p. 180. — B. C., p. 156.

« D'azur à un saint Côme et un saint Damien d'or. »

Aurillac :

La communauté des chirurgiens : A. G., p. 557. — B. C., p. 414.

« De gueules à trois rasoirs d'argent posés en fasce. »

La communauté des apothicaires : A. G., p. 557. — B. C., p. 415.

« D'or à un mortier de sable. »

Blesle :

La communauté des médecins, apothicaires et chirurgiens : A. G., p. 480. — B. C., p. 344.

« D'or à un mortier de sable, accompagné en chef d'une lancette de même. »

Brioude :

La communauté des médecins, apothicaires, chirurgiens, perruquiers et barbiers : A. G., p. 190. — B. C., p. 169.

« D'or à un saint Côme et un saint Damien de carnation vêtus de leurs longues robes de sable, tenant l'un une boîte couverte de gueules et l'autre une spatule d'argent. »

Chaudesaigues :

La communauté des médecins et apothicaires : A. G., p. 517. — B. C., 378.

« D'argent à une fiole d'azur, entortillée d'une vipère de même. »

Clermont :

La communauté des maîtres chirurgiens : A. G., p. 159. — B. C., p. 130.

« D'azur à un rasoir ouvert en pal d'argent, emmanché d'or, accosté de deux lancettes de même. »

La communauté des apothicaires : A. G., p. 433. — B. C., p. 300.

« D'or à un mortier d'azur, accosté de deux couleuvres au naturel, posées en pal. »

Issoire :

La communauté des médecins, chirurgiens et apothicaires : A. G., p. 206. — B.C., p. 25.

« D'azur à une tortue d'or. »

Langeac :

La communauté des médecins, apothicaires et chirurgiens : A. G., p. 473. — B. C., p. 337.

« D'or à un mortier de sable, accompagné en chef d'une lancette de même. »

Maringues :

La communauté des chirurgiens : A. G., p. 382.
— B. C., p. 252.

« D'or à trois lancettes de sable posées, 2, 1. »

Montaigut-en-Combrailles :

La communauté des médecins, chirurgiens et apothicaires : A. G., p. 116. — B. C., p. 74.

« D'azur à un saint Côme et un saint Damien d'or. »

Montferrand :

La communauté des apothicaires, chirurgiens et meuniers : A. G., p. 149. — B. C., p. 116.

« D'or à un saint Côme et un saint Damien de carnation, vêtus de robes de sable, tenant l'un une boîte couverte de gueules et l'autre une spatule d'azur. »

Murat :

La communauté des médecins et apothicaires : A. G., p. 514. — B. C., p. 376.

« D'azur à un mortier d'or et un chef d'argent chargé d'une fleur de lys d'azur. »

Pierrefort :

La communauté des médecins et apothicaires : A. G., p. 516. — B. C., p. 378.

« D'azur, semé de besants d'or et un chevron d'argent brochant sur le tout. »

Riom :

La communauté des chirurgiens : A. G., p. 365.
— B. C., p. 237.

« D'argent à trois lancettes de sable posées, 2. et 1. »

La communauté des apothicaires : A. G., p. 363.
— B. C., p. 235.

« D'azur à un mortier d'or surmonté d'une étoile de même. »

Saint-Flour :

La communauté des marchands apothicaires : A. G., p. 517. — B. C., p. 378.

« D'or à un mortier de sable. »

Saint-Germain Lambron :

La communauté des médecins, apothicaires et chirurgiens : A. G., p. 253. — B. C., p. 60.

« D'azur à un saint Côme et un saint Damien d'or. »

Sauxillanges :

La communauté des médecins, apothicaires et chirurgiens : A. G., p. 254. — B. C., p. 448.

« D'azur à un saint Côme et un saint Damien d'or. »

BÉARN
(*Armorial général*, tome III.)
(*Armorial : Blasons coloriés*, tome III.)

(Néant.)

BOURBONNAIS
(*Armorial général*, tome IV.)
(*Armorial : Blasons coloriés*, tome IV.)

(Néant.)

BOURGES
(*Armorial général*, tome V.)
(*Armorial : Blasons coloriés*, tome V.)

Bourges :

La communauté des chirurgiens : A. G., p. 176. — B. C., p. 142.

« D'azur à un saint Côme et un saint Damien d'or. »

La communauté des apothicaires : A. G., p. 382. — B. C., p. 151.

« D'argent à une boîte couverte de gueules. »

La communauté des maîtres barbiers et perruquiers : A. G., p. 182. — B. C., p. 142.

« D'azur à un saint Louis d'or. »

La Charité :

La communauté des maîtres chirurgiens et apothicaires : A. G., p. 470. — B. C., p. 275.

« D'azur à un saint Côme d'or, tenant en sa main dextre une spatule d'argent. »

Issoudun :

La communauté des apothicaires, chirurgiens et perruquiers : A. G., 281. — B. C., p. 79.

« D'azur à un saint Côme et un saint Damien d'or, tenant une boîte couverte de même. »

Selles :

La communauté des médecins, chirurgiens, chandeliers, épiciers, huiliers et potiers d'étain : A. G., p. 258. — B. C., p. 15.

« D'azur à deux cierges d'argent passés en sautoir, accompagnés en chef d'une noix muscade d'or, aux flancs de deux olives d'argent et en pointe d'un pot de même, et un chef aussi d'argent chargé d'une lancette ouverte d'azur accostée de deux boîtes couvertes de gueules. »

Vierzon :

La communauté des chirurgiens, apothicaires, barbiers et perruquiers : A. G., p 118. — B. C., p. 200.

« D'azur à un saint Côme d'argent tenant d'une main une spatule d'or et de l'autre des ciseaux de même. »

BOURGOGNE

(*Armorial général*, tomes VI et VII.)
(*Armorial : Blasons coloriés*, tomes VI et VII.) (1).

Arnay-le-Duc :

La communauté des chirurgiens : A. G., tome VII, p. 598. — B. C., p. 900.

« D'argent à une boîte couverte de sinople. »

La communauté des apothicaires : A. G., t. VII, p. 598. — B. C., p. 900.

« De sable à un chef d'argent. »

Autun :

La communauté des maîtres chirurgiens : A. G., VII, p. 560. — B. C., p. 822.

« D'or à une boîte couverte de gueules. »

La communauté des apothicaires : A. G., VII, p. 560. — B. C., p. 823.

« D'azur à une bande d'argent. »

La communauté des perruquiers et barbiers : A. G., VII, p. 200. — B. C., p. 338.

« D'argent à une main de carnation parée de gueules, mouvant du flanc senestre et tenant une perruque de sable. »

Auxerre :

La communauté des chirurgiens : A. G., VII, p. 729. — B. C., p. 1152.

« D'argent à une bande de gueules chargée d'une baïonnette d'or. »

La communauté des barbiers et perruquiers : A. G., VII, p. 726. — B. C., p. 1150.

---

(1) Le tome VI va de la page 1 à la page 1164. — Le tome VII va de cette page à la fin.

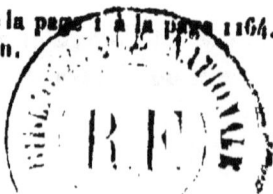

« De sinople à un pal d'argent chargé d'une baïonnette de sable. »

Auxonne :

La communauté des maîtres apothicaires : A. G.,
VII, p. 522. — B. C., p. 696.

« D'or à trois bandes de sable. »

Avallon :

La communauté des maîtres chirurgiens : A. G.,
VII, p. 594. — B. C., p. 884.

« De sinople à quatre chevrons d'argent. »

La communauté des apothicaires : A. G., VII,
p. 601. — B. C., p. 906.

« De sable à deux barres d'argent. »

Beaune :

La communauté des maîtres chirurgiens : A. G.,
VII, p. 122. — B. C., p. 232.

« D'argent à une image de saint Côme en habit long
.de gueules couvert d'un bonnet carré de sable. »

La communauté des maîtres apothicaires : A.G.,
VII, p. 511. — B. C., p. 672.

« De sable à une seringue d'argent. »

*La communauté des maîtres barbiers et perru-
quiers* : A. G., VII, p. 516. — B. C., p. 684.

« D'or à trois chevrons d'azur. »

Bourbon-Lancy :

La communauté des maîtres chirurgiens : A. G.,
VII, p. 561. — B. C., p. 825.

« D'or à une lancette de sinople. »

La communauté des maîtres apothicaires : A. G.,
VII, p. 561. — B. C., p. 825.

« D'azur à deux pals d'argent. »

Bourg :

La communauté des chirurgiens de la ville de Bourg-en-Bresse : A. G., VI, p. 376. — B.C., p. 151.

« D'or à un saint Côme et un saint Damien de carnation, vêtus chacun d'une robe de gueules fourrée et doublée d'hermine. »

Buxy :

La communauté des maîtres chirurgiens : A. G., VII, p. 545. — B. C., p. 761.

« De sinople à une boîte couverte d'or. »

Chalon-sur-Saône :

La communauté des maîtres chirurgiens : A. G., VII, p. 542. — B. C., p. 756.

« D'argent à deux chevrons de sable. »

La communauté des apothicaires : A. G., VII, p. 166. — B. C., p. 285.

« D'azur à trois serpents posés en triangle et entrelacés d'or. »

Charolles :

La communauté des chirurgiens : A. G., VII, p. 622. — B. C., p. 959.

« De gueules à une boîte couverte d'argent. »

Chaussin :

La communauté des maîtres chirurgiens, barbiers et apothicaires : A. G., VII, p. 546. — B. C., p. 766.

« De gueules à un bassin à barbe d'or. »

Cluny :

La communauté des maîtres chirurgiens, bar-

biers et perruquiers : A. G., VII, p. 405. — B, C., p. 567.

« D'or, à un saint Côme et un saint Damien de gueules. »

La communauté des maîtres apothicaires : A. G., VII, p. 572. — B. C., p. 846.

« D'or à un mortier d'apothicaire de sable. »

Conches :

La communauté des maîtres chirurgiens du bourg de Conches : A. G., VII, p. 560. — B. C., p. 823.

« D'azur à une fasce d'argent. »

Cuiseau :

La communauté des maîtres chirurgiens et apothicaires : A. G., VII, p. 539. — B. C., p. 744.

« D'argent à quatre chevrons d'azur. »

Dijon :

La communauté des chirurgiens : A. G., VII, p. 114. — B. C., p. 220.

« D'argent à une image de saint Côme en habit long de gueules couvert d'un bonnet carré de sable. »

La communauté des apothicaires : A. G., VII, p. 516. — B. C., p. 684.

« D'or à trois barres de sable. »

La communauté des maîtres barbiers et perruquiers : A. G., VII, p. 512. — B. C., p. 674.

« D'or à un pairle de gueules. »

Dôle :

La communauté des confrères de saint Côme et de saint Damien : A. G., VI, p. 932. — B. C., p. 435.

« D'argent à un saint Côme et un saint Damien de carnation vêtus de robes noires (*sic*) fourrées d'hermine, chacun un bonnet carré de sable sur la tête et celle-ci entourée d'un cercle ou gloire d'or. »

Flavigny :

La communauté des maîtres chirurgiens : A. G., VII, p. 599. — B. C., p. 903.

« De sablé à une bande d'argent. »

Gex :

La communauté des maîtres chirurgiens : A. G., VII, p. 628. — B. C., p. 971.

« De sable à un bassin à barbe d'argent. »

Givry :

La communauté des maîtres chirurgiens : A. G., VII, p. 537. — B. C., p. 740.

« D'argent à trois chevrons de sable. »

Louhans :

La communauté des maîtres chirurgiens : A. G., VII, p. 541. — B. C., p. 750.

« De sinople à une lancette d'or. »

La communauté des maîtres apothicaires : A. G., VII, p. 541. — B. C., p. 751.

« D'argent à une bande d'azur. »

Mâcon :

La communauté des maîtres chirurgiens : A. G., VII, p. 572. — B. C., p. 847.

« D'or à une boîte couverte de gueules. »

La communauté des maîtres apothicaires : A. G., VII, p. 572. — B. C., p. 846.

« D'or à une seringue d'azur. »

Montbard :

La communauté des chirurgiens : A. G., VII, p. 604. — B. C., p. 914.

« D'or à un rasoir d'azur, le manche de sable. »

La communauté des apothicaires : A. G. VII, p. 603. — B.C., p. 914.

« De sable à quatre chevrons d'argent. »

Montcenis :

La communauté des chirurgiens : A. G., VII, p. 195. — B. C., p. 331.

« De gueules à une main de carnation parée d'argent et tenant un coquemar de même. »

Noyers :

La communauté des maîtres chirurgiens : A. G., VII, p. 590. — B. C., p. 882.

« De sinople à trois barres d'argent. »

La communauté des maîtres apothicaires : A. G., VII, p. 590. — B. C., p. 881.

« De sinople à trois bandes d'argent. »

Paray :

La communauté des maîtres chirurgiens : A. G., VII, p. 307. — B. C., p. 544.

« D'azur à une lancette d'or. »

La communauté des apothicaires : A. G., VII, p. 619. — B. C., p. 952.

« D'azur à un poilon d'or (1). »

Saint-Jean-de-Losne :

La communauté des maîtres chirurgiens et apothicaires : A. G., VII, p. 124. — B. C., p. 234.

« D'argent à un saint Côme en habit long de gueules couvert d'un bonnet carré de sable. »

---

(1) Au lieu d'un poélon, c'est un pilon qui est représenté dans l'armorial des blasons coloriés, ce qui nous fait croire à une faute d'orthographe dans l'armorial descriptif.

Saulieu :

La communauté des maîtres chirurgiens : A. G.,
VII, p. 593. — B. C., p. 888.

« De sable à une barre d'or. »

La communauté des maîtres apothicaires : A. G.,
VII, p. 593. — B. C., p. 888.

« D'argent à une seringue d'azur (1). »

Semur-en-Auxois :

La communauté des maîtres chirurgiens : A. G.,
VII, p. 587. — B. C., p. 877.

« De sinople à une barre d'argent. »

La communauté des maîtres perruquiers et barbiers : A. G., VII, p. 587. — B. C., p. 878.

« D'or à un bassin à barbe de gueules. »

Seurre :

La communauté des maîtres chirurgiens, barbiers et apothicaires : A. G., VII, p. 125. — B. C.,
p. 235.

« D'argent à une image de saint Côme en habit long
de gueules, couvert d'un bonnet carré de sable. »

Toulon :

*La communauté des maîtres chirurgiens du
bourg de Toulon :* A. G., VII, p. 620. — B. C., p. 956.

« D'or à une lancette de sable. »

Tournus :

La communauté des maîtres chirurgiens : A. G.,
VII, p. 409. — B. C., p. 571.

---

(1) La seringue est de gueules dans le blason colorié.

« D'azur à un saint Côme et un saint Damien d'argent. »

Verdun :

La communauté des maîtres chirurgiens : A. G., VII, p. 545. — B. C., p. 763.

« D'argent à quatre chevrons de gueules. »

Viteaux :

La communauté des maîtres chirurgiens : A. G., VII, p. 602. — B. C., p. 910.

« De sable à trois chevrons d'argent. »

La communauté des apothicaires : A. G., VII, p. 602. — B. C., p. 911.

« D'or à un mortier d'apothicaire de gueules. »

BRETAGNE
(*Armorial général*, tomes VIII et IX.)
(*Armorial : Blasons coloriés*, tomes VIII et IX.) (1)

Ancenis :

La communauté des maîtres chirurgiens : A. G., IX, p. 815. — B. C., p. 396.

« D'azur à un rasoir d'argent emmanché d'or, posé en pal. »

Auray :

La communauté des maîtres apothicaires ; A. G., IX, p. 498. — B. C., p. 1540.

« De gueules à un mortier d'argent garni de deux pilons d'or et d'une bordure d'argent chargée de huit pilules ou tourteaux de gueules. »

La communauté des marchands merciers, quin-

---

(1) Le tome VIII va jusqu'à la page 912, à laquelle commence le tome IX.

cailliers, droguistes et épiciers : A. G., IX, p. 498. —
B. C., p. 1548.

« D'azur à deux aunes d'argent marquées de gueules, passées en sautoir, accompagnées en chef d'un clou de girofle, aux flancs de deux couteaux adossés, et en pointe d'un pain de sucre, le tout d'argent. »

Brest :

La communauté des maîtres chirurgiens et apothicaires : A. G., IX, p. 360. — B. C., p. 931.

« D'or à un saint Côme et un saint Damien de carnation habillés et coiffés de gueules avec des fourrures d'argent, le premier tenant de sa main senestre une lancette ouverte d'azur, et le deuxième tenant de sa main dextre une boîte couverte de même, accostée d'un serpent d'argent. »

La communauté des droguistes et épiciers : A. G., VIII, p. 793. — B. C., p. 666.

« De gueules à une balance d'or accompagnée d'un marc de même en pointe. »

Châteaubriant :

La communauté des maîtres apothicaires et chirurgiens : A. G., IX, p. 810. — B. C., p. 392.

« De gueules à une spatule d'argent, posée en pal, adextrée d'une boîte couverte d'or et senestrée d'une lancette d'argent clouée d'or. »

Concarneau :

La communauté des médecins apothicaires, chirurgiens et perruquiers : A. G., IX, p. 520. — B. C., p. 1584.

« D'azur à un caducée d'argent surmonté d'un soleil d'or et accosté à dextre d'une lancette ouverte de même et à senestre d'un rasoir aussi ouvert en chevron renversé d'argent emmanché d'or. »

Le Croisic :

La communauté des apothicaires, chirurgiens et perruquiers : A. G., IX, p. 462. — B. C., p. 1488.

« D'or à un pal de gueules chargé de trois perruques d'argent et accompagné en chef de deux lancettes ouvertes d'azur et en pointe de deux mortiers de même. »

Dinan :

La communauté des perruquiers et chirurgiens : A. G., IX, p. 440. — B. C., p. 1442.

« D'azur à une lancette ouverte d'or accompagnée en chef de deux poillettes (1) d'argent et en pointe de deux peignes de même. »

La communauté des médecins et apothicaires : A. G., IX, p. 440. — B. C., p. 1442.

« D'azur à un caducée d'or mouvant de la pointe accosté de deux mortiers d'argent, le tout accompagné en chef de sept étoiles d'or rangées 4. 3. »

Dol :

La communauté des médecins, apothicaires, chirurgiens et barbiers : A. G., IX, p. 380. — B. C., p. 1249.

« Ecartelé au 1er d'azur à un caducée d'or, au 2e d'argent à une boîte couverte de gueules, au 3e d'or à un mortier de sable garni de deux pilons d'azur et au 4e de gueules à trois rasoirs d'argent emmanchés d'or (2) et posés en fasce. »

Fougères :

La communauté des maîtres chirurgiens : A. G., IX, p. 500. — B. C., p. 1690.

---

(1) Aujourd'hui palettes (vase de forme spéciale destiné à recueillir le sang de la saignée).

(2) Les rasoirs sont figurés entièrement d'or dans le blason colorié.

« D'azur à une boîte couverte d'or, posée en cœur et accompagnée de trois lancettes ouvertes d'argent, deux en chef et une en pointe. »

La communauté des apothicaires : A. G., IX, p. 593. — B. C., p. 1695.

« D'azur à un mortier d'or accompagné en chef de deux vipères de même affrontées et tortillées en pal, et en pointe de deux fioles coupées d'argent et d'or. »

La communauté des marchands de drap de soie, quincailliers et droguistes : A. G., IX, p. 589. — B. C., p. 1690.

« Tiercé en fasce au 1er d'argent semé de vers à soie de sinople, au 2e de gueules à trois couteaux d'argent emmanchés d'or (1) rangés en bande, et au 3e d'or à un mortier de gueules accosté de deux pains de sucre d'azur.

Guérande :

La communauté des apothicaires, chirurgiens et barbiers : A. G., IX, p. 461. — B. C., p. 1487.

« D'azur à une croix d'argent chargée de neuf feuilles de séné de sinople et cantonnée en chef de deux lancettes ouvertes d'argent et en pointe de deux rasoirs aussi ouverts de même. »

Guingamp :

La communauté des apothicaires : A. G., IX, p. 527. — B. C., p. 1596.

« D'or à un mortier d'azur garni de deux pilons de gueules et accompagné de trois fioles de sable rangées en chef. »

Hennebon :

La communauté des apothicaires : A. G., IX, p. 681. — B. C., p. 125.

---

(1) Les couteaux sont tout entiers en or dans le blason colorié.

« De sable à une spatule d'argent en pal, accostée de deux boîtes couvertes d'or. »

La communauté des merciers, quincailliers, fayenciers, droguistes, épiciers et chandeliers: A. G., IX, p. 497. — B. C., p. 1547.

« D'azur à une croix d'argent chargée sur son montant de deux couteaux d'azur emmanchés de gueules, un en chef et l'autre en pointe, et sur sa traverse d'une aune couchée de sable marquée d'or, et cantonnée au 1er canton d'un verre, au 2e d'une vipère, au 3e d'un pain de sucre et au 4e de deux chandelles en sautoir, le tout d'argent. »

La communauté des quincailliers, merciers, droguistes et épiciers: A. G., IX, p. 501. — B. C., p. 1555 (1).

« Ecartelé en sautoir de gueules et d'azur, le chef chargé d'une paire de ciseaux d'argent à demi-ouverte les pointes en bas, les flancs de deux écritoires d'or, et la pointe de trois pains de sucre d'argent posés 1, 2. »

Lamballe :

La communauté des merciers, épiciers et droguistes: A. G., IX, p. 564. — B. C., p. 1652.

« De sable à une croix d'or chargée de neuf carreaux, cinq de gueules et quatre de sinople entremêlés, et cantonnée à chaque canton de deux clous de girofle d'or et d'une fiole d'argent posés 2, 1. »

Landerneau :

La communauté des maîtres apothicaires: A. G., IX, p. 51. — B. C., p. 1154.

« D'azur à un mortier d'or avec son pilon de même posé dedans en pal.

(1) Nous n'avons pu trouver la cause de ces deux armoiries différentes pour les mêmes communautés d'une même ville.

Lannion :

La communauté des apothicaires : A. G., IX, p. 545. — B. C., p. 1624.

« De gueules à deux couleuvres d'argent passées en sautoir et accompagnées de quatre pains de sucre de même. »

Léon :

La communauté des apothicaires : A. G., IX, p. 712. — B. C., p. 200.

« D'azur à une spatule d'argent en pal accostée de deux boîtes de même. »

Machecou :

La communauté des maîtres apothicaires : A.G., IX, p. 493.— B. C., p. 1541.

« De gueules à un mortier d'argent garni de deux pilons d'or et un chef d'argent chargé d'un soleil de gueules accosté de deux plantes de jombarde de sinople. »

Malestroit :

La communauté des apothicaires : A. G., IX, p. 1153. — B. C., p. 1816.

« De sinople à une bande d'argent écartelé d'argent à un pal de sinople. »

Morlaix :

La communauté des apothicaires : A. G., IX, p. 957. — B. C., p. 518.

« D'azur à une spatule d'argent pavie en pal, accostée de deux boîtes couvertes d'or. »

Nantes :

La communauté des maîtres chirurgiens : A. G., IX, p. 169. — B. C., p. 862.

« D'azur à trois fleurs de lys d'or 2. 1. »

La communauté des maîtres apothicaires : A.G.,
IX, 468. — B. C., p. 1499.

« D'azur à un mortier d'or accompagné en chef de
quatre spatules d'argent passées en sautoir deux de
chaque côté, et en pointe de deux vipères affrontées (1)
de même posées en chevron renversé. »

La communauté des médecins : A. G., XI,
p. 1100. — B. C., p. 1774.

« D'argent à une robe de médecin de gueules fourrée
d'hermine. »

Ploërmel :

La communauté des apothicaires : A. G., IX,
p. 628. — B. C., p. 18.

« De sinople à une spatule d'argent en pal accostée
de deux boîtes couvertes d'or. »

Pont-l'Abbé :

La communauté des apothicaires : A. G., IX,
p. 523. — B. C., p. 1588.

« D'argent semé de feuilles de séné de sinople à un
mortier de gueules garni de deux pilons de même et
un chef aussi de gueules chargé de trois fioles coupées
d'argent et de sable. »

Pontivy :

La communauté des apothicaires : A. G., IX,
p. 625. — B. C., p. 10.

« D'azur à une spatule d'argent pavie en pal accostée de deux boîtes couvertes d'or. »

Quimper :

La communauté des maîtres chirurgiens : A. G.,
IX, p. 868. — B. C., p. 443.

« D'azur à un rasoir d'argent emmanché d'or ou-

---

(1) Les vipères sont figurées adossées et non affrontées dans le
blason colorié.

vert en chevron, accompagné en pointe d'une lancette d'argent clouée d'or. »

La communauté des médecins : A. G., IX, p. 274. — B. C., p. 999.

« D'or à un bâton d'Esculape de sinople. »

La communauté des marchands chandeliers, épiciers, ciriers, droguistes, libraires et vitriers : A. G., IX, p. 194. — B. C., p. 878.

« D'azur à deux flambeaux d'argent allumés de gueules passés en sautoir, et une paire de balances d'or brochant sur le tout. »

Quimperlé :

La communauté des chirurgiens et apothicaires : A. G., VIII, p. 975. — B. C., p. 1393.

« D'azur à une seringue d'argent en pal accostée de deux lancettes d'or. »

La communauté des perruquiers et barbiers : A. G., IX, p. 1134. — B. C., p. 1805.

« De sinople à une perruque d'or. »

Quintin :

La communauté des apothicaires : A. G., IX, p. 585. — B. C., p. 1684.

« D'or à une quintaine (1) de contre-hermine accompagnée de huit feuilles de séné de sinople posées en orle. »

Redon :

La communauté des apothicaires : A. G., IX, p. 449. — B. C., p. 1469.

« De gueules à deux seringues d'argent posées en

---

(1) La quintaine se rencontre exceptionnellemnnt parmi les figures héraldiques et semble avoir été choisie uniquement ici à cause du jeu de mots qu'elle forme avec le nom de la ville de Quintin.

chevron et accompagnées en chef de deux fioles de même, en pointe de trois pilules ou besants d'or mal ordonnés. »

La communauté des quincailliers, merciers, fayenciers, droguistes : A. G., IX, p. 452. — B. C., p. 1472.

« De gueules à une croix nillée d'or cantonnée au 1er canton d'une paire de ciseaux d'argent ouverte en sautoir, au 2e de six carreaux coupés d'or et d'argent et posés l'un sur l'autre 1,2,3, au 3e d'une aiguière d'argent diaprée d'azur et au 4e de trois pains de sucre rangés d'argent (1). »

Rennes (2) :

La communauté des maîtres chirurgiens : A. G., VIII, p. 479. — B. C., p. 1221.

« D'or à un bâton d'Esculape de sinople posé en pal entortillé d'un serpent de même lampassé de gueules. »

La communauté des maîtres apothicaires : A. G., X, p. 376. — B. C., p. 1239.

« D'or à un mortier de contre-hermine garni de deux pilons d'azur et accompagné en chef de deux couleuvres tortillées et affrontées de sinople et en pointe de deux bâtons de casse de sable passés en sautoir. »

La communauté des médecins : A. G., IX, p. 620. — B. C., p. 2.

« D'azur à un saint Côme et un saint Damien d'or. »

La communauté des épiciers et droguistes : A. G., VIII, p. 765. — B. C., p. 1424.

---

(1) Les pains de sucre sont figurés 2, 1, dans le blason colorié.

(2) Le bâton d'Esculape étant le symbole de la médecine, et saint Côme et saint Damien étant les patrons des chirurgiens, nous sommes convaincus qu'il y a eu interversion dans le d'Hozier et que les armoiries attribuées aux chirurgiens sont celles des médecins, et réciproquement.

« D'argent à une balance de sable accompagnée au quartier senestre du chef d'un pain de sucre d'azur lié d'argent et d'un mortier de gueules en pointe ; un franc quartier palé d'argent et de sable de six pièces et un chef d'argent chargé de quatre mouchetures d'hermine. »

La Roche-Bernard :

La communauté des chirurgiens, apothicaires et perruquiers : A. G., IX, p. 463. — B. C., p. 1491.

« D'argent à un pal d'azur chargé de trois perruques d'or, et accompagné en chef de deux lancettes de gueules et en pointe de deux mortiers de même. »

La communauté des marchands de drap, droguistes et épiciers : A. G., IX, p. 464. — B. C., p. 1491.

« D'argent à une fasce componnée d'azur, de gueules, de sinople et de pourpre et accompagnée en chef de trois pains de sucre d'azur et en pointe de deux bâtons de casse de sable passés en sautoir.

Saint-Brieuc :

La communauté des imprimeurs, libraires, apothicaires et marchands filotiers : A. G., IX, p. 563. — B. C., p. 1650.

« D'azur à trois écussons d'argent posés 2, 1. le 1er chargé d'un livre fermé de gueules, le 2e d'un mortier de même garni de son pilon d'azur (1), le 3e d'un écheveau de fil de gueules lié et suspendu au chef. »

Saint-Malo :

La communauté des maîtres chirurgiens : A. G., IX, p. 438. — B. C., p. 1430.

« D'argent à trois boîtes couvertes d'azur posées 2 et 1, et accompagnées de mouchetures d'hermine posées une en chef et deux en pointe. »

---

(1) Le pilon est représenté de gueules aussi dans le blason colorié.

La communauté des apothicaires : A. G., IX, p. 503.
— B. C., p. 1557.

« D'azur à un mortier d'or garni de deux pilons d'argent et accompagné de quatre vipères d'or posées deux en chef tortillées et passées en double sautoir et deux en pointe de même. »

La communauté des marchands de toile, drap de soie, merciers, quincailliers, chapeliers, droguistes, épiciers et chandeliers : A. G., IX, p. 109. — B. C., p. 951.

« D'azur à une figure de saint François d'or. »

Tréguier :

La communauté des apothicaires : A. G., IX, p. 538. — B. C., p. 1611.

« D'azur à un mortier d'or garni de son pilon de même et accosté de six fioles d'argent posées une sur l'autre trois de chaque côté. »

Vannes :

Le corps des maîtres chirurgiens : A. G., VIII, p. 783. — B. C., p. 1397.

« D'azur à trois boîtes couvertes d'argent, deux en chef et une en pointe, et une fleur de lys d'or posée en cœur. »

La communauté des apothicaires : A. G., IX, p. 835. — B. C., p. 412.

« De gueules à une spatule d'argent en pal, accostée de deux boîtes couvertes d'or. »

La communauté des maîtres barbiers et perruquiers : A. G., IX, p. 494. — B. C., p. 1543.

« D'azur à une perruque d'or accompagnée en chef de deux rasoirs d'argent emmanchés d'or, à demi-ouverts et en pointe de trois savonnettes ou besants d'argent posés 2. 1. »

Vitré :

La communauté des apothicaires : A. G., IX, p. 554. — B. C., p. 1637.

« De contre-hermine à un mortier d'or accompagné en chef de trois boîtes de même rangées. »

CHAMPAGNE

(*Armorial général*, tome X.)

(*Armorial : Blasons coloriés*, tome X.)

Châlons :

La communauté des maîtres chirurgiens, barbiers et perruquiers : A. G., p. 838. — B. C., p. 129.

« De gueules à deux spatules en chef, rangées en pal, et une paire de ciseaux ouverts en sautoir posés en pointe, le tout d'argent. »

La communauté des apothicaires et épiciers : A. G., p. 837. — B. C., p. 129.

« D'azur à une main dextre de carnation tenant une spatule d'argent, accompagnée de trois boîtes couvertes d'or, deux en chef et une en pointe. »

Epernay :

La communauté des apothicaires et chirurgiens : A. G., p. 895. — B. C., p. 196.

« D'argent à deux spatules d'azur en chef et une boîte couverte de gueules en pointe. »

Rethel :

La communauté des chirurgiens : A. G., p. 390. — B. C., p. 36.

« De gueules à un rasoir couvert d'argent posé en pal accosté de deux lancettes de même emmanchées d'or et clouées de sable.

Vitry :

La communauté des apothicaires et épiciers :
A. G., p. 222. — B. C., p. 225.

« D'azur à un flambeau d'or posé en pal cotoyé de deux vipères affrontées et ondées d'argent. »

La communauté des barbiers et perruquiers :
A. G., p. 370. — B. C., p. 112.

« D'azur à un saint Louis tenant un sceptre de sa main dextre et une main de justice de sa senestre, le tout d'or. »

La communauté des médecins : A. G., p. 228. — B. C., p. 227.

« D'argent à deux serpents adossés et tortillés de quatre plis au naturel et posés en pal, et un chef de gueules chargé d'un coq d'or crêté, béqué, barbé et onglé de sable. »

DAUPHINÉ

(Armorial général, tome XI.)
(Armorial : Blasons coloriés, tome XI.)

Grenoble :

La communauté des apothicaires : A. G., p. 132. — B. C., p. 137.

« D'azur à un saint Michel vêtu à la Romaine d'or, tenant de sa main dextre une balance d'argent et de sa senestre une épée de même. »

FLANDRE

(Armorial général, tome XII.)
(Armorial : Blasons coloriés, tome XII.)
Cambrai :

Le corps des chirurgiens : A. G., p. 612. — B. C., p. 761.

« De gueules à une tête de mort d'or (1) posée en pointe et surmontée d'un trépan d'argent posé en pal. »

La communauté des apothicaires : A. G., p. 965. — B. C., p. 701.

« De gueules à une fasce d'or chargée de deux vipères de sinople rampantes, ondoyantes et entrelacées en forme de redorte en six pièces, l'une contournée et toutes deux languées de gueules et accompagnées de trois boîtes couvertes d'argent, deux en chef et une en pointe. »

Condé :

La communauté des chirurgiens : A. G., p. 1267. — B. C., p. 863.

« De gueules à une lancette d'argent. »

Douai :

La communauté des chirurgiens : A. G., p. 628. — B. C., p. 125.

« D'argent à un saint Côme et un saint Damien de carnation, habillés de sable et coiffés de bonnets carrés de même, le premier gesticulant de sa main gauche (*sic*) et le second tenant devant soi entre les siennes un petit coffret de gueules et tous deux posés sur une terrasse de sinople. »

Le corps de métier des apothicaires, graissiers, ciriers, épiciers et sucriers réunis en un seul corps : A. G., p. 632. — B. C., p. 126.

« D'argent à une sainte Trinité représentée par un vieillard assis de carnation, vêtu pontificalement d'une chape de gueules bordée d'or, doublée d'azur et d'une tiare de même, ayant la tête environnée d'une gloire ou triangle rayonnant aussi d'or, et tenant de ses deux mains une croix haussée d'argent sur laquelle est attaché un Christ de carnation, posée en pal entre ses ge-

---

(1) La tête de mort est figurée d'argent dans le blason colorié.

noux et sommée d'un saint Esprit en forme de colombe volant la tête en bas. »

Dunkerque :

La communauté des chirurgiens : A. G., p. 446. — B. C., p. 645.

« D'argent à un saint Côme et un saint Damien sur une terrasse de sinople, à côté l'un de l'autre, ayant le visage et les mains de carnation, vêtus de gueules et de pourpre, ayant chacun un bonnet carré de gueules sur leurs têtes, tenant l'un une fiole d'argent et l'autre une boîte de même de leurs mains dextres et un livre ouvert de leurs mains senestres ; et un dauphin d'azur crêté et oreillé de gueules posé en chef et séparé du reste par un trait de sable. »

La communauté des marchands apothicaires : A. G., p. 1063. — B. C., p. 370.

« D'azur à une montagne d'argent chargée d'une vipère tortillée en forme de croissant tourné de sinople, accostée de deux plantes médicinales de même, celle de dextre fruitée d'or et surmontée d'un soleil de même posé au canton dextre du chef. »

Ipre :

La communauté des chirurgiens : A. G., p. 1150. — B. C., p. 472.

« De gueules à une pierre à aiguiser d'argent posée en pal, adextrée d'un rasoir de même et senestrée d'une lancette d'or. »

La communauté des marchands apothicaires : A. G., p. 1079. — B. C., p. 382.

« D'argent à une sainte Madeleine de carnation à demi-corps, vêtue de gueules et d'or, chevelée et la tête rayonnée de même, tenant sa main dextre sur son sein pour en arracher un colier de perles et de sa senestre étendue tenant une boîte couverte de sable ; adextrée d'un crucifix de carnation, la croix de sable, posé sur une table couverte d'un tapis de sinople. »

Lille :

Le corps des chirurgiens : A. G., p. 545. — B. C., p. 81.

« De gueules aux deux figures de saint Côme et de saint Damien assis, d'argent, leurs têtes entourées d'une gloire d'or. »

La communauté des apothicaires et épiciers : A. G., p. 503. — B. C., p. 82.

« D'azur à une figure de sainte Madeleine d'argent, tenant de sa main dextre une boîte couverte de même et posée debout sur un piédestal aussi d'argent chargé d'un écusson en bannière de gueules, surchargé d'une fleur de lys d'argent, la sainte accostée en fasce à dextre d'un mortier avec un pilon aussi d'argent et à senestre d'un vase nommé charrette de même. »

Tournai :

La communauté des chirurgiens : A. G., p. 981. — B. C., p. 711.

« D'or à un saint Côme et un saint Damien affrontés de carnation vêtus de gueules et de pourpre bordée d'or, le premier tenant de sa main senestre une fiole d'argent et le second tenant de sa main dextre une spatule de même et de sa senestre une fiole aussi d'argent, le tout posé sur une terrasse de sinople. »

Valenciennes :

La communauté des chirurgiens : A. G., p. 886. — B. C., p. 65.

« D'argent à deux saints de carnation posés en pied sur une terrasse de sinople, un à dextre vêtu de pourpre sur or tenant devant soi une boîte d'argent et l'autre à senestre vêtu de sable ayant un rabat d'argent et tenant aussi devant soi une spatule de même et en chef une lancette ouverte d'azur garnie de sable (1). »

La communauté des apothicaires et ciriers : A. G., p. 261. — B. C., p. 245.

« D'azur à un saint Nicolas vêtu en évêque la mître en tête et la crosse à la main gauche (*sic*), ayant la droite (*sic*) élevée pour donner sa bénédiction à trois jeunes enfants dans une chaudière à ses pieds, le tout d'or. »

La communauté des médecins : A. G., p. 1210. — B. C., p. 358.

« D'or à deux couleuvres d'azur tortillées en pal et affrontées, accompagnées en chef d'une rose de gueules. »

GUYENNE
(Armorial général, tome XIII.)
(Armorial: Blasons coloriés, tome XIII.)

Bordeaux :

Le corps des chirurgiens : A. G., p. 913. — B. C., p. 717.

« D'azur aux deux saints Côme et Damien d'or sur une terrasse de sable, l'écu semé de fleurs de lys d'or. »

La communauté des maîtres apothicaires : B. C., p. 204. — B. C., p. 647.

« D'azur à un saint Michel d'or terrassant le diable de même, avec ces mots latins autour: « *sanctus Michael pharmacopeorum Burdegale protector.* »

LANGUEDOC
(Armorial général, tomes XIV et XV.)
(Armorial: Blasons coloriés, tomes XIV et XV.)(2).

Albi :

La communauté des maîtres chirurgiens : A. G., XIV, p. 647. — B. C., 2063.

---

(1) La lancette est figurée toute de sable dans le blason colorié.
(2) Le tome XIV va jusqu'à la page 1224, à laquelle commence le tome XV.

« De sable à un trèfle d'or. »

Béziers :

La communauté des maîtres chirurgiens : A. G.,
XV, p. 1451. — B. C., p. 179.

« D'argent à un sautoir losangé d'or et de sinople. »

La communauté des maîtres apothicaires : A. G.,
XV, p. 1451. — B. C., 179.

« D'argent à un sautoir losangé d'or et de sable .»

*La communauté des marchands droguistes et épi-
ciers :* A. G., XV, p. 1450. — B. C., p. 178.

« D'or à un sautoir losangé d'argent et de sable. »

Carcassonne :

La communauté des maîtres chirurgiens : A. G.,
XIV, p. 679. — B. C., p. 2114.

« Fascé d'or et d'azur de six pièces. »

La communauté des apothicaires : A. G., XIV,
p. 700. — B. C., p. 2150.

« D'or à trois pals d'azur et un chef de même. »

La communauté des maîtres droguistes : A. G.,
XIV, p. 673. — B. C., p. 2106.

« D'argent à trois bandes de gueules. »

Castres :

La communauté des maîtres chirurgiens : A. G.,
XIV, p. 712. — B. C., p. 2168.

« De sable à trois billettes d'or posées en pal. »

La communauté des apothicaires : A. G., XIV,
p. 714. — B. C., p. 2353.

« De sinople à une croix haussée d'or. »

Gimont :

La communauté des chirurgiens : A. G., XIV,
p. 1300. — B. C., p. 1725.

« De sinople à trois lancettes d'or posées en bande. »

Limoux :

La communauté des chirurgiens : A. G., XIV,
p. 793. — B. C., p. 2290.

« De gueules à un triangle d'or. »

Montauban (1).

La communauté des chirurgiens : A. G., XIV, p. 1004. — B. C., p. 1372.

« D'or à un chevron de gueules accompagné en pointe d'une lancette de sable. »

La communauté des apothicaires : A. G., XIV, p. 938. — B. C., p. 1301.

« De sinople à un mortier d'argent avec son pilon de même. »

Montpellier :

La communauté des apothicaires : A. G., XV, p. 627. — B. C., p. 424.

« D'azur à un saint Roch de carnation, le manteau d'or, habillé de gueules, le rochet de sable, le chapeau d'argent, tenant de sa main droite une coupe couverte de même, pleine de médicaments, en sa senestre un bourdon aussi d'argent. Sortant de sa bouche un rouleau de même avec ces mots : « nihil preciosius », un chien assis sur ses pieds de derrière sur un livre, la tête contournée tenant un pain à sa gueule, le tout d'argent. Enfermé dans un grenetis d'or écrit autour sur argent : *sigillum facultatis pharmaciæ Monspelii*, de sable et un cordon de feuilles d'or. »

La communauté des chirurgiens : A. G., XV, p. 63. — B. C., p. 825.

« D'or à un saint Côme et un saint Damien de carnation, habillés de gueules, la chemise d'argent, le bonnet de sable; saint Côme tenant de la main senestre un étui de sable garni de rasoirs, lancettes et ciseaux de même, saint Damien tenant de la main dextre une boîte d'azur, accostés de quatre lettres S.

(1) Les barbiers de Montauban (qui ne figurent pas dans le d'Hozier) portaient : « d'azur à trois boîtes couvertes d'argent et une fleur de lys en abîme; » nous ne savons de quel émail.

C. S. D. de sable; sous la terrasse d'argent 1692 de sable; et autour un cordon de feuilles d'or, l'inscription : *Scel pour les maîtres chirurgiens de Montpellier et sa sénéchaussée.* »

Perpignan :

La communauté des chirurgiens: A. G., XIV, p. 1468. — B. C., p. 2401.

« D'argent à un chef d'azur, parti de sable. »

La communauté des apothicaires : A. G., XIV, p. 1469. — B. C., p. 2402.

« De gueules à un chevron d'argent, parti d'or. »

La communauté des droguistes : A. G., XIV, p. 1469. — B. C., p. 2402.

« De gueules à un besant d'or, parti d'argent. »

Le Puy :

La communauté des maîtres apothicaires : A. G. XV, p. 1447. — B. C., p. 175.

« De vair à un chevron losangé d'or et d'azur. »

Rodez :

La communauté des apothicaires : A. G., XIV, p. 1168. — B. C., p. 1566.

« De sable à une seringue d'argent posée en bande. »

Toulouse :

La communauté des maîtres apothicaires: A. G., XIV, p. 615. — B. C., p. 2012.

« Gironné d'or et d'azur. »

Verdun :

La communauté des chirurgiens : A. G., XIV, p. 1301. — B. C., p. 1726.

« D'or à trois rasoirs (1) de sable posés en pal. »

Uzès :

La communauté des droguistes et teinturiers : A. G. XV, p. 1373. — B. C., p. 103.

---

(1) Trois lancettes, d'après d'autres documents.

« De sinople à un chef losangé d'or et d'azur. »

Villefranche :

La communauté des chirurgiens : A. G., XIV, p. 1107. — B. C., p. 1493.

« D'argent à une boîte de sable coupé de gueules à une lancette d'argent. »

LIMOUSIN

(*Armorial général*, tome XVI.)
(*Armorial : Blasons coloriés*, tome XVI.)

Angoulême :

La communauté des chirurgiens : A. G., p. 350. — B. C., p. 155.

« D'argent à trois barres de gueules. »

La communauté des maîtres apothicaires : A. G., p. 351. — B. C., p. 156.

« De gueules à trois barres d'argent. »

La communauté des avocats et médecins : A. G., p. 352. — B. C., p. 157.

« De sable à trois barres d'or. »

Limoges :

La communauté des chirurgiens et perruquiers : A. G., p. 313. — B. C., p. 96.

« D'or à une fasce de gueules. »

La communauté des médecins et apothicaires : A. G., p. 293. — B. C., p. 85.

« D'azur à deux caducées d'argent passés en sautoir et un soleil d'or brochant en cœur sur le tout. »

Tulle :

La communauté des marchands épiciers, huiliers, chirurgiens, apothicaires, barbiers et perruquiers : A. G., p. 480. — B. C., p. 303 du tome XXXII (Soissons).

« D'argent à une Notre-Dame de carnation, vêtue d'azur et de gueules et couronnée d'or. »

Ussel (1) :

La communauté des hôteliers, cabaretiers, pâtissiers, apothicaires, barbiers et perruquiers : A. G., p. 477. — B. C., p. 300 du tome XXXII (Soissons).

« De gueules à une Notre-Dame d'argent. »

LYONNAIS

(*Armorial général*, tome XVII.)
(*Armorial : Blasons coloriés*, tome XVII.)

Lyon :

La communauté des maîtres chirurgiens (2) : A. G., p. 761. — B. C., p. 493.

« D'azur à un saint Côme et un saint Damien d'or, ¡'un tenant une boîte couverte et l'autre une spatule de même. »

La communauté des maîtres apothicaires : A. G., p. 760. — B. C., p. 492.

« D'argent à trois boîtes couvertes de gueules, 2.1. »

Le collège de médecine de Lyon : A. G., p. 36. — B. C., p. (n'est pas figuré dans les blasons coloriés).

« D'azur à une figure de saint Luc contournée d'or, assise sur un tertre de même, tenant de sa main droite (*sic*) un livre d'or, et de sa gauche (*sic*) une plume d'argent, ayant un bœuf couché à ses pieds d'or. »

Saint-Etienne :

La communauté des maîtres chirurgiens : A. G., p. 777. — B. C., p. 505.

---

(1) Ulysse Robert attribue à tort ces armoiries à la ville d'Uzerche.

(2) A une autre époque, les chirurgiens de Lyon eurent les armes suivantes : « d'azur à un livre d'argent accompagné de trois boîtes couvertes de même. » V. Armorial général du Lyonnais, etc., par A. Steyert. Lyon, 1860.

« D'azur à un saint Côme et un saint Damien d'or. »

Villefranche :

La communauté des chirurgiens : A. G., p. 863.
— B. C., p. 714.

« De gueules à un saint Côme et un saint Damien
d'or et autour est écrit : « La communauté des chirurgiens de Villefranche-en-Beaujolais. »

LORRAINE

(*Armorial général*, tome XVIII.)
(*Armorial : Blasons coloriés*, tome XVIII.)

Bar-le-Duc :

La communauté des chirurgiens : A. G.,p.149. —
B. C., p. 451.

« Coupé au premier de gueules, parti d'argent, au
deuxième d'or. »

Metz :

La communauté des maîtres chirurgiens : A. G.,
p. 618. — B. C., p. 284.

« D'or à une bande de gueules chargée d'un besant
d'or. »

La communauté des apothicaires : A. G., p. 610.
— B. C., p. 260.

« D'or à une fasce de sable chargée d'une macle
d'or. »

Pont-à-Mousson :

La communauté des médecins : A. G., p. 148. —
B. C., p. 449.

« D'azur à un chevron d'argent coupé d'or. »

Thionville :

La communauté des chirurgiens : A. G., p.690.—
B. C., p. 439.

« D'argent à une barre de sable chargée d'un besant d'argent. »

Verdun :

La communauté des apothicaires : A. G., p. 669. — B. C., p. 408.

« De sable à un chevron d'or chargé d'un trèfle de sable. »

Vic :

La communauté des médecins, apothicaires, chirurgiens et perruquiers : A. G., p. 583. — B. C., p. 486.

« D'azur à un saint Côme et un saint Damien d'or.»

NORMANDIE

(*Armorial général,* tomes XIX, XX et XXI) (1).
(*Armorial : Blasons coloriés,* tomes XIX, XX, XXI) (2).

Alençon :

La communauté des chirurgiens, barbiers et perruquiers : A. G., t. I, p. 702. — B. C., A., p. 450.

« D'azur à un saint Côme et un saint Damien de carnation, vêtus de sable. »

La communauté des apothicaires, droguistes et confiseurs : A. G., t. I, p. 1112. — B. C., A., p. 887.

« D'argent à deux vipères de sinople posées en fasce. »

Argentan :

La communauté des apothicaires et chirurgiens : A. G., t. I, p. 741. — B. C., A., p. 490.

---

(1) Nous désignerons pour plus de commodité ces trois tomes respectivement par les chiffres I, II, III, comme ils le sont dans le d'Hozier pour la Normandie.

(2) Nous désignerons ces trois tomes respectivement par les lettres A. C. R., initiales des généralités d'Alençon, Caen, Rouen, qui sont leurs titres dans le d'Hozier.

« De gueules à deux spatules d'or passées en sautoir accompagnées en pointe d'une lancette ouverte d'argent emmanchée et clouée d'or. »

Aumale :

La communauté des chirurgiens : A. G., t. III, p. 1413 *bis*. — B. C., R.,p. 1123.

« De gueules à un saint Côme d'argent. »

Bayeux :

La communauté des maîtres orfèvres et chirurgiens : A. G., t. II, p. 617. — B. C., c.,319.

« De gueules à un guidon d'argent. »

La communauté des marchands droguistes et apothicaires : A. G., t. II, p. 618. — B. C., c.,p. 320.

« De sable à deux pilons d'or passés en sautoir. »

Beaumont :

La communauté des chirurgiens : A. G., t. I, p. 940. — B. C., A., p. 719.

« D'argent à un saint Côme et un saint Damien de carnation vêtus en longues robes de sable, leurs têtes couvertes chacun d'un bonnet de même, l'un tenant une spatule de sable, l'autre une boîte couverte de même. »

Bellesme :

La communauté des chirurgiens et perruquiers : A. G., t. I, p. 1225. — B. C., A.,p. 994.

« D'azur à une spatule d'argent en pal adextrée d'un rasoir de même et senestrée d'un peigne d'or. »

Bernay :

La communauté des chirurgiens et perruquiers : A. G., t. I, p. 879. — B. C., A.,p. 656.

« D'azur à un rasoir ouvert d'argent emmanché d'or posé en pal à dextre et un peigne aussi d'or et posé en pal à senestre. »

Bolbec :

La communauté des chirurgiens : A. G., t. III, p. 1140. — B. C., R., 824.

« D'azur à un saint Côme et un saint Damien d'or. »

Breteuil :

La communauté des chirurgiens du bourg de Breteuil : A. G., t. I, p. 1310. — B. C., A., p. 1065.

« De sable à une bande d'argent chargée d'un cœur de sinople. »

Caen :

La communauté des maîtres chirurgiens : A. G., t. II, p. 554. — B. C., c., p. 222.

« De gueules à une boîte couverte d'or. »

La communauté des apothicaires : A. G., t. II, p. 613. — B. C. c., p. 312.

« De sable à une seringue d'argent. »

La communauté des médecins : A. G., t. II, p. 555. — B. C., c., p. 224.

« De sable à une tête de mort d'argent. »

La communauté des marchands, droguistes, confiseurs et ciriers : A. G., t. II, p. 596. — B. C., c., p. 287.

« D'argent à un pain de sucre couvert de son papier d'azur et lié de gueules. »

Carentan :

La communauté des maîtres chirurgiens : A. G., t. II, p. 751. — B. C., c., p. 523.

« De gueules à deux coupes couvertes d'or. »

Caudebec :

La communauté des apothicaires : A. G., t. III, p. 1142. — B. C., R., p. 826.

« D'or à trois boîtes couvertes de gueules 2 et 1. »

Châteauneuf :

La communauté des chirurgiens: A. G., t. I, p. 992.
— B. C., A., p. 781.

« D'azur à un rasoir d'argent emmanché d'or, ouvert en chevron, accompagné en chef de deux lancettes d'argent emmanchées de sable et clouées d'or (1). »

Cherbourg :

La communauté des maîtres chirurgiens et apothicaires : A. G., t. II, p. 444. — B. C., c., p. 200.

« D'azur à un soleil d'or. »

Conches :

La communauté des maîtres chirurgiens : A. G., t. I, p. 1309. — B. C., A., p. 1063.

« D'argent à une bande de gueules chargée d'un clou d'or. »

Coutances :

La communauté des maîtres chirurgiens : A. G., t. II, p. 642. — B. C., c., p. 392.

« D'or à une billette de gueules, parti de sinople à une rose d'argent. »

La communauté des maîtres droguistes et apothicaires : A. G., t. II, p. 634. — B. C., c., p. 380.

« D'argent à une chaussetrappe de gueules, parti d'or à un clou de sinople. »

Damville :

La communauté des chirurgiens : A. G., t. I, p. 926. — B. C., A., p. 701.

---

(1) Les lancettes sont tout entières de sable dans le blason colorié.

« D'azur à un rasoir ouvert d'argent emmanché d'or posé en fasce, accompagné en chef d'une lancette d'argent emmanchée de sable et clouée d'or et en pointe d'une spatule d'argent couchée. »

Dieppe

La communauté des apothicaires et épiciers : A. G., t. III, p. 1099. — B. C., R., p. 777.

« D'argent à un mortier de gueules, son pilon de sable, accompagné de deux boîtes couvertes aussi de gueules. »

La communauté des barbiers et perruquiers : A. G., t. III, p. 1099. — B. C., R., p. 777.

« Parti au 1er d'azur à deux rasoirs d'argent emmanchés de sable passés en sautoir, au 2e de gueules à un peigne d'or. »

Domfront :

La communauté des chirurgiens, apothicaires et perruquiers : A. G., t. I, p. 1155. — B. C., A., p. 930.

« D'azur à une spatule d'or posée en pal, adextrée d'un rasoir d'argent et senestrée d'un peigne d'or. »

Eu :

La communauté des chirurgiens : A. G., t. III, p. 1426. — B. C., R., p. 1138.

« D'azur à un saint Côme d'or. »

Evreux :

La communauté des merciers, épiciers, chandeliers et apothicaires : A. G., t. III, p. 1311. — B.C., R., p. 1008.

« De gueules à trois balances d'argent 2 et 1. »

Falaise :

La communauté des chirurgiens : A. G., t. I, p. 1097. — B. C., A., p. 870.

« D'argent à un saint Côme et un saint Damien de carnation et vêtus de sable (1). »

La communauté des barbiers : A. G., t. I, p. 802. — B. C., A., p. 558.

« De gueules à un rasoir ouvert d'argent emmanché d'or posé en pal, accosté de deux besants d'argent. »

Gisors :

La communauté des maîtres chirurgiens : A. G., t. III, p. 1351. — B. C., R., p. 1052.

« D'azur à un saint Côme et un saint Damien d'or. »

Harfleur :

La communauté des chirurgiens : A. G., t. III, p. 1205. — B. C., R., p. 895.

« D'or à un saint Côme de carnation vêtu d'une robe de sable, sa tête couverte d'un bonnet de même, et tenant une spatule d'argent en sa main dextre. »

Le Hâvre :

La communauté des maîtres chirurgiens : A. G., t. III, p. 1204. — B. C., R., p. 894.

« D'azur à un saint Côme tenant une spatule en sa main dextre et un rasoir en sa senestre, le tout d'or (2). »

La communauté des apothicaires : A. G., t. III, p. 1199. — B. C., R., p. 889.

« De gueules à une spatule d'argent en pal, accostée de deux boîtes couvertes d'or. »

---

(1) Les deux saints ont des pèlerines de gueules à leurs robes dans le blason colorié.

(2) La spatule est figurée d'or dans le blason colorié.

Honfleur :

La communauté des apothicaires : A. G., t. III,
p. 1272. — B. C., ʀ., p. 966.

« D'or à une spatule de sable posée en pal, accostée
de deux boîtes couvertes de gueules. »

La communauté des droguistes : A. G., t. III,
p. 1274. — B. C., ʀ., p. 968.

« D'argent à une balance de gueules. »

Laigle :

*La communauté des chirurgiens, apothicaires et
barbiers* : A. G., t. I, p. 726.— B. C., ᴀ., p. 475.

« D'azur à une spatule d'or en pal adextrée d'un rasoir ouvert en chevron d'argent, emmanché de sable,
et senestrée d'une boîte couverte d'or. »

Lillebonne :

*La communauté des chandeliers, maréchaux et
chirurgiens* : A. G., t. III, p. 1148. —B.C.,ʀ., p. 831.

« D'azur à une Notre-Dame d'or sur un croissant
d'argent. »

Lisieux :

La communauté des apothicaires : A. G.,t. I,p. 857.
— B. C., ᴀ., p. 649.

« D'argent à deux spatules de sable passées en sautoir accompagnées de quatre boîtes couvertes de même. »

Louviers :

La communauté des chirurgiens : A. G., t. III,
p. 1047.— B. C., ʀ., p. 720.

« D'azur à un saint Côme d'or tenant une spatule
d'argent en sa main dextre (1). »

---

(1) La spatule et le rasoir sont figurés en argent dans le blason
colorié, le rasoir emmanché d'or.

Montivilliers :

La communauté des chirurgiens : A. G., t. III, p. 1198. — B. C., R., p. 888.

« D'azur à un chevron d'or accompagné de trois lancettes d'argent clouées et emmanchées d'or, 2 en chef et 1 en pointe. »

Mortagne :

La communauté des chirurgiens, apothicaires et droguistes : A. G., t. I, p. 1007. — B. C., A., p. 796.

« D'or à un saint Côme et un saint Damien de carnation vêtus en robes de sable et un tenant une spatule de gueules et l'autre une boîte couverte de même. »

La communauté des barbiers, perruquiers et couteliers : A. G., t. I, p. 1006. — B. C., A., p. 796.

« De sable à une pierre à aiguiser d'argent adextrée d'une lancette de même, emmanchée d'or et senestrée d'un rasoir ouvert aussi d'argent et emmanché d'or. »

Mortain :

La communauté des maîtres apothicaires (1) : A. G., t. II, p. 793. — B. C., c., p. 591.

« De gueules à une seringue d'argent. »

Neufchâtel :

La communauté des chirurgiens : A. G., t. III, p. 1411. — B. C., R., p. 1120.

« D'azur à un saint Côme d'or. »

La communauté des apothicaires : A. G., t. III, p. 1410. — B. C., R., p. 1119.

« D'argent à trois boîtes couvertes de gueules, 2 et 1. »

Nogent :

La communauté des apothicaires, chirurgiens,

---

(1) *Et chirurgiens*, ajoute le titre du blason colorié.

barbiers et perruquiers : A. G., t. I, p. 1052. — B. C., A., p. 846.

« D'argent à un saint Côme et un saint Damien de carnation vêtus en robes de sable (1), adextrés d'une boîte couverte de gueules, senestrés d'un rasoir d'azur emmanché de sable ouvert et posé en pal et accompagnés en pointe d'une paire de ciseaux aussi d'azur. »

Orbec :

La communauté des apothicaires : A. G., t. I, p. 855. — B. C., A., p. 616.

« D'or à deux boîtes couvertes de gueules. »

Pacy :

La communauté des boulangers, bouchers et chirurgiens : A. G., t. III, p. 1312. — B. C., R., p. 1009.

« Tiercé en pal : au 1er d'or à une pelle de four de sable en pal, chargée de trois pains d'argent, au 2e de gueules à un fusil de boucher d'argent aussi posé en pal, et au 3e d'azur à une lancette d'argent emmanchée et clouée d'or. »

Pont-de-l'Arche :

La communauté des chirurgiens : A. G., t. III, p. 1049. — B. C., R, p. 722.

« D'azur à un saint Côme d'or tenant une spatule d'argent (2) en sa main dextre. »

Pont-Audemer :

La communauté des chirurgiens : A. G., t. III, p. 1259. — B. C., R., p. 954.

« De gueules à un saint Côme d'or tenant en sa main dextre une spatule d'argent. »

La communauté des apothicaires : A. G., t. III, p. 1262. — B. C., R., p. 957.

---

(1) Et de gueules, d'après le blason colorié.
(2) La spatule est figurée d'or dans le blason colorié.

« De sable à une spatule d'argent en pal accostée de deux boîtes couvertes d'or. »

La communauté des droguistes : A. G., t. III, p. 1263. — B. C., r., p. 958.

« D'argent à trois pains de sucre dans leur papier d'azur liés d'or posés en pal, 2 et 1. »

Pont-l'Evêque :

La communauté des apothicaires : A. G., t. III, p. 1286. — B. C., r., p. 989.

« D'argent à une boîte couverte de gueules. »

Rouen :

La communauté des chirurgiens (1) : A. G., t. III, p.1038. — B. C., r., 711.

« D'azur à un sautoir d'argent chargé de cinq tourteaux de gueules, accompagné en chef et en pointe d'une lancette d'argent emmanchée d'or. »

La communauté des apothicaires, épiciers, droguistes et confiseurs : A. G., t. III, p.1017. — B. C., r., p.693.

« D'azur à une croix d'or cantonnée en chef de deux pains de sucre d'argent (2) et en pointe de deux boîtes couvertes d'or. »

La communauté des barbiers et perruquiers : A. G., t. III, p. 1038. — B. C., r., p. 711.

« De gueules à un peigne d'or accosté de deux rasoirs d'argent emmanchés de sable, ouverts et posés en pal. »

Saint-Lô :

La communauté des maîtres apothicaires : A. G., t. II, p. 731. — B. C., p. 492.

---

(1) Avant l'édit de 1696, cette communauté portait : « d'azur à trois boîtes couvertes d'or, avec, au milieu, une fleur de lys d'or dans une auréole. »

(2) Les pains de sucre sont figurés d'or dans le blason colorié.

« D'azur à une seringue d'argent posée en fasce. »

La communauté des maîtres chirurgiens (1) : A. G., t. II, p. 730. — B. C., c., p. 491.

« D'argent à une lancette de sable. »

Saint-Valery :

La communauté des chirurgiens : A.G., t. III, p. 1144. — B. C., ʀ., p. 828.

« De sable à un rasoir ouvert d'argent emmanché d'or et une spatule d'argent passés en sautoir. »

Séez :

La communauté des chirurgiens : A. G., t. I, p. 724. — B. C., ᴀ., p. 473.

« D'azur à un saint Côme et un saint Damien d'or. »

Valognes :

La communauté des chirurgiens, apothicaires et droguistes : A. G., t. II, p. 703. — B. C., c., p. 445.

« De gueules à un chevron d'argent (2) parti de sinople à une redorte de trois pièces d'or. »

Verneuil :

La communauté des chirurgiens et apothicaires : A. G., t. I., p. 1220.— B. C., ᴀ., p. 990.

« De gueules à une spatule à dextre d'argent et une boîte couverte d'or à senestre. »

Vernon :

La communauté des apothicaires : A. G., t. III, p. 1383. — B. C., ʀ., p. 1087.

« D'argent à trois boîtes couvertes de gueules 2 et 1. »

---

(1) Le d'Hozier attribue ces armoiries à tort à une communauté de chirurgiens de la ville de Saint-Malo.

(2) Le chevron est figuré d'or dans le blason colorié.

Vire :

La communauté des chirurgiens : A. G., t. II,
p. 705. — B. C., c., p. 448.

« D'azur à un losange d'argent, parti de sable à un
écusson d'or. »

La communauté des apothicaires : A. G., t. II,
p. 704. — B. C., c, p. 747.

« D'argent à un losange de sinople, parti de gueules
à une pomme de pin d'or. »

*La communauté des médecins de la ville de Vire
et lieux en dépendant* : A.G., t.II, p.355.— B.C., c.,
p. 748.

« De gueules à un bâton noueux d'or posé en pal,
supportant un coq d'argent, le bâton entrelacé de deux
serpents d'arge : passés deux fois en sautoir, les têtes
affrontées languées de sable. »

ORLÉANS

(*Armorial général*, tome XXII.)
(*Armorial : Blasons coloriés*, tome XXII.)

Beaugency :

*La communauté des chirurgiens, barbiers, per-
ruquiers et droguistes* : A. G., p. 590. — B. C., p.
540.

« Taillé, émanché de gueules et d'argent. »

Blois

La communauté des maîtres chirurgiens : A. G.,
p. 780. — B. C., p. 316.

« Tiercé en pal d'argent, d'azur et d'hermine. »

La communauté des maîtres apothicaires : A. G.,
p. 780. — B. C., p. 316.

« Tiercé en pal d'argent, d'azur et de sinople. »

Chartres :

La communauté des maîtres-chirurgiens : A. G., p. 703. — B. C., p. 630.

« Tiercé en fasce d'or, d'argent et de sinople. »

Châteaudun :

La communauté des chirurgiens et apothicaires : A. G., p. 846. — B. C., p. 382.

« D'azur à deux bandes d'argent. »

Clamecy :

La communauté des médecins, apothicaires et chirurgiens : A. G., p. 885. — B. C., p. 420.

« D'argent à quatre chevrons de sinople. »

Dourdan :

La communauté des chirurgiens : A. G., p. 950. — B. C., p. 218

« Tiercé en bande de vair, de sinople et de sable. »

Gien :

La communauté des médecins, chirurgiens et apothicaires : A. G., p. 966. — B. C., p. 232.

« Tiercé en barre d'argent, de gueules et d'hermine. »

Graçay :

La communauté des maîtres-chirurgiens, apothicaires et droguistes : A. G., p. 571. — B. C., p. 525.

« D'argent à une fasce de sable chargée d'un rocher d'argent. »

Orléans :

La communauté des maîtres chirurgiens : A. G., p. 370. — B. C., p. 160.

« D'azur à un saint Côme et un saint Damien d'or posés sur une terrasse de même. »

La communauté des apothicaires : A. G., p. 372.
— B. C., p. 166.

« D'azur à un mortier d'or garni de deux pilons de même et accompagné de six vipères d'argent tortillées et passées en double sautoir deux à deux et posées quatre en chef et deux en pointe. »

La communauté des maîtres barbiers, perruquiers et étuvistes : A. G., p. 374. — B. C., p. 48.

« D'azur à un saint Louis d'or posé sur une terrasse de même. »

Pithiviers :

La communauté des médecins et chirurgiens : A. G., p. 974. — B. C., p. 239.

« Tiercé en barre d'azur, d'or et de vair. »

Romorantin :

La communauté des maîtres chirurgiens : A. G., p. 1009. — B. C., p. 31.

« D'azur à un saint Côme et un saint Damien d'or. »

La communauté des marchands chandeliers, droguistes et de drap en détail : A. G., p. 1008. — B. C., p. 30.

« De gueules à un saint Louis d'argent. »

Vendôme :

La communauté des chirurgiens : A. G., p. 894. — B. C., p. 429.

« Tiercé en bande d'or, de sable et de gueules. »

La communauté des apothicaires : A. G., p. 893. — B. C., p. 428.

« Tiercé en bande d'or, de sinople et de gueules. »

La communauté des ciergers, chandeliers et droguistes : A. G., p. 892. — B. C., p. 427.

« Tiercé en bande d'or, de gueules et d'hermine. »

La communauté des médecins : A. G., p. 904. — B. C., p. 438.

« Tiercé en bande d'argent, d'hermine et d'azur. »

PARIS

(*Armorial général*, tomes XXIII, XXIV, XXV, XXVI.)
(*Armorial : Blasons coloriés*, tomes XXIII, XXIV, XXV.)

Paris :

La communauté des maîtres chirurgiens : A. G., XXIV, p. 1186. — B. C., XXIII, p. 421.

« D'azur à trois boîtes couvertes d'argent (1). »

Les Ecoles de médecine : A. G., XXV, p. 311. — B. C., XXIII, p. 119.

« D'or à une main dextre de carnation (2) tenant une poignée de plantes de sinople (3). »

Le corps de communauté des marchands épiciers et apothicaires : A. G., XXIV, p. 465.— B. C., XXIV, p. 1494.

« D'azur à un dextrochère d'argent mouvant d'une nuée de même, et tenant des balances d'or, coupé d'or à deux navires de gueules équipés d'azur semés de fleur de lys d'or, l'un contre l'autre, flottant sur une mer de sinople et accompagnés de deux étoiles à cinq raies de gueules (4). »

---

(1) Louis XII y avait ajouté une fleur de lys d'or en abîme. Cet écusson était surmonté de la devise : *consilio manuque.*

(2) La main est figurée parée de pourpre dans le blason colorié.

(3) Antérieurement la Faculté de médecine portait : « trois cigognes (2 et 1) tenant en leur bec un rameau d'origan et en chef le soleil dardant ses rayons au-dessus d'une nuée avec cette devise : « *urbi et orbi salus.* »

(4) Les étoiles ne sont pas figurées dans le blason colorié. Cet écusson était accompagné de cette devise : *lances et pondera servant* de sinople dans le blason colorié.

Tonnerre :

La communauté des apothicaires : A. G., XXVI, p. 575. — B. C., XXV, p. 135.

« D'azur (1) à un mortier d'or duquel sortent deux vipères affrontées d'argent, accompagnées en chef de deux croissants de même et en pointe de deux branches de sauge aussi d'argent passées en sautoir. »

PICARDIE

(*Armorial général*, tome XXVII.)
(*Armorial : Blasons coloriés*, tome XXVI.)

Abbeville :

La communauté des chirurgiens : A. G., p. 644. — B. C., p. 406.

« D'argent à un pal cannelé de sinople. »

Aire :

La communauté des apothicaires : A. G., p. 784. — B. C., p. 576.

« De sable à une bande d'or chargée de trois billettes de sinople. »

Amiens :

La communauté des maîtres chirurgiens et perruquiers : A. G., p. 567. — B. C., p. 292.

« De sinople à deux bandes dentelées d'or. »

La communauté des apothicaires et vinaigriers : A. G., p. 550. — B. C., p. 258.

« D'azur à une bande dentelée d'or. »

La communauté des médecins : A. G., p. 606. — B. C., p. 350.

---

(1) De sinople dans le blason colorié.

« D'argent à un chevron engrelé de sinople. »

Arras :

La confrérie des apothicaires : A. G., p. 720. — B. C., p. 487.

« D'argent à une fasce de gueules chargée d'une merlette d'or. »

Béthune :

La communauté des maîtres chirurgiens : A. G., p. 805. — B. C., p. 603.

« D'argent à un pal de sinople chargé d'une merlette d'or. »

Boulogne :

La communauté des maîtres chirurgiens, apothicaires, barbiers et perruquiers : A. G., p. 774. — B. C., p. 563.

« De sinople à un pal d'or, chargé d'une macle de sable. »

Doullens :

La communauté des pharmaciens, chirurgiens et perruquiers : A. G., p. 864. — B. C., p. 685.

« D'argent à un fermail d'azur. »

Montdidier :

La communauté des apothicaires, chirurgiens, barbiers et perruquiers : A. G., p. 853. — B. C., p. 670.

« D'azur à un bourdon d'argent. »

Montreuil :

La communauté des chirurgiens, barbiers et perruquiers : A. G., p. 828. — B. C., p. 638.

« D'azur, à un chef d'argent chargé d'une merlette de gueules. »

Péronne :

La communauté des maîtres chirurgiens : A. G.,
p. 702. — B. C., p. 460.

« De sinople à un pal d'argent chargé de trois billettes de sable. »

La communauté des maîtres apothicaires et perruquiers : A. G., p. 708. — B. C., p. 469.

« De gueules à un chevron d'argent chargé à la pointe d'une croisette d'azur. »

Roye :

La communauté des maîtres chirurgiens : A. G.,
p. 870. — B. C., p. 693.

« D'argent à un chevron alaizé de gueules. »

Saint-Omer :

La communauté des maîtres apothicaires : A. G.,
p. 747. — B. C., p. 526.

« D'argent à un chef de sable chargé d'une croisette d'or. »

Saint-Quentin :

La communauté des maîtres chirurgiens : A. G.'
p. 523. — B. C., p. 131.

« D'azur à un chef de saint Quentin d'argent, accompagné de trois boîtes couvertes de même, deux en chef et une en pointe. »

POITIERS
(*Armorial général,* tome XXVIII.)
(*Armorial : Blasons coloriés,* tomes XXVII et
XXVIII) (1).

Bressuire :

Les chirurgiens et apothicaires : A. G., p. 273. —
B. C., p. 87.

---

(1) Le tome XXVII va jusqu'à la page 672, à laquelle commence
le tome XXVIII.

« D'argent à trois écrevisses de gueules, 2 et 1. »

Châtellerault :

La communauté des apothicaires et chirurgiens : A. G., p. 400. — B. C., p. 491.

« D'azur à un saint Côme et un saint Damien d'or (1). »

Chauvigny :

La communauté des chirurgiens et apothicaires : A. G., p. 1496. — B. C., p. 1259.

« D'azur à cinq lancettes d'argent mises en croix. »

Civray :

La communauté des chirurgiens et apothicaires : A. G., p. 1522. — B. C., p. 1281.

« De sinople à deux pals d'or chargés chacun de quatre pièces de vair de gueules. »

Fontenay-le-Comte :

La communauté des chirurgiens : A. G., p. 508. — B. C., p. 220.

« D'argent à un saint Côme et un saint Damien de carnation vêtus d'une robe de gueules. »

Luçon :

La communauté des chirurgiens et apothicaires : A. G., p. 1567. — B. C., p. 1330.

« De sinople à un mortier d'or accompagné en chef de deux lancettes d'argent. »

Lusignan :

La communauté des maîtres chirurgiens et apothicaires : A. G., p. 849. — B. C., p. 623.

« D'argent semé de lancettes de sable à trois rasoirs de même, posés 2 et 1. »

---

(1) Dans le blason colorié les robes des saints sont fourrées d'hermine et les saints sont sur une terrasse d'argent.

Lussac :

La communauté des chirurgiens, épiciers, merciers et sergetiers : A. G., p. 1493. — B. C., p. 1256.

« De gueules à une aune d'or mise en fasce, surmontée d'une balance de même. »

Mareuil :

La communauté des maîtres chirurgiens et apothicaires : A. G., p. 1180. — B. C., p. 961.

« D'azur à une seringue d'argent mise en barre. »

Melle :

La communauté des apothicaires et chirurgiens : A G., p. 436. — B. C., p. 382.

« D'or à un saint Côme et un saint Damien de carnation vêtus de gueules. »

Montmorillon :

La communauté des maîtres chirurgiens et apothicaires : A. G., p. 551. — B. C., p. 304.

D'azur à un saint Côme et un saint Damien d'or. »

Mortagne :

La communauté des apothicaires et autres : A.G., p. 1256. — B. C., p. 1035.

« D'argent semé d'étoiles d'azur et de billettes de sinople. »

Niort :

La communauté des apothicaires et chirurgiens : A. G., p. 1065. — B. C., p. 845.

« D'or à un mortier d'azur accompagné en chef de deux lancettes de sable. »

Oirvaux :

La communauté des chirurgiens : A. G., p. 544. — B. C., p. 296.

« D'azur à un rasoir ouvert en pal d'argent, adextré

d'une spatule de même et senestré d'une lancette d'or. »

Parthenay :

La communauté des chirurgiens et apothicaires : A. G., p. 930. — B. C., p. 703.

« D'azur à un lion d'argent et un chevron de sable brochant sur le tout. »

Poitiers :

La communauté des chirurgiens : A. G., p. 788. — B. C., 563.

« De gueules à un sautoir d'or chargé de cinq lancettes de sable. »

La communauté des apothicaires : A. G., p. 798. — B. C., p. 574.

« D'argent à un mortier de sable et un chef de même chargé d'une seringue d'argent. »

Les Sables :

La communauté des chirurgiens et apothicaires : A. G., p. 385. — B. C., p. 476.

« D'argent à un saint Côme et un saint Damien de carnation vêtus de gueules, leurs manteaux doublés d'hermine et leurs têtes couvertes de bonnets carrés de sable, le premier tenant en sa main senestre levée une boîte couverte d'azur, et le second tenant aussi de sa main dextre une fiole de gueules et tous deux posés sur une terrasse de sinople de laquelle naissent des simples de même. »

Saint-Loup :

La communauté des chirurgiens : A. G., p. 929. — B. C., p. 703.

« D'azur à deux lancettes d'argent en chef et un loup d'or en pointe. »

La communauté des sergetiers et droguistes :
A. G., p. 931. — B. C., p. 705.

« D'azur à une bande ondée d'argent, accompagnée en chef d'un fer de meule de moulin de même. »

Saint-Maixent :

La communauté des maîtres chirurgiens et apothicaires : A. G., p. 433. — B. C., p. 378.

« D'azur à un saint Côme et un saint Damien d'or.»

Thouars :

La communauté des chirurgiens et apothicaires :
A. G., p. 713. — B. C., p. 520.

« De gueules (1) à un saint Côme et un saint Damien d'argent (2). »

Tiffauges :

La communauté des marchands d'étoffes, draps, laines, merciers, pelletiers, chirurgiens et apothicaires : A. G., p. 1295. — B. C., p. 1072.

« De sinople à une aune d'argent en fasce. »

Vivonne :

La communauté des chirurgiens : A. G. p. 1544.
— B. C., p. 1305.

« De sable à trois rasoirs d'or posés 2 et 1. »

Vouvant :

La communauté des chirurgiens : A. G., p. 1151.
— B. C., p. 931.

« De sable à une lancette d'or. »

---

(1) D'or dans le blason colorié.
(2) De gueules dans le blason colorié.

PROVENCE
(*Armorial général*, tomes XXIX et XXX) (1).
(*Armorial : Blasons coloriés*, tomes XXIX
et XXX) (2).

Apt:

La communauté des chirurgiens: A. G., II, p. 42.
— B. C., p. 351.

« De gueules à une épée posée en pal, la pointe en
bas en son fourreau de sable, et attachée à un ceinturon
aussi de sable bouclé d'or, la bouterolle de même, accompagnée de trois boîtes aussi d'or couvertes. »

Arles :

La communauté des chirurgiens jurés royaux :
A. G., II, p. 632. — B. C., 830.

« De sable à une lancette d'argent. »

La communauté des apothicaires: A. G., II, 640.
— B. C., p. 837.

« De gueules à une seringue d'argent en pal. »

Bargemon :

*La communauté des revendeurs, potiers de terre
apothicaires et chaudronniers*: A. G., II, p. 502. —
B. C., p. 705.

« D'or à une bande d'azur, coupé d'azur à un cheval
gai d'argent. »

Brignolles:

La communauté des chirurgiens : A. G., II,
p. 749. — B. C., p. 944.

« D'argent à trois bistouris de sable posés 2 et 1. »

La communauté des médecins: A. G., II, p. 820.
— B. C., p. 1015.

---

(1) Que nous désignerons respectivement par tomes I et II de la
Provence.

(2) Le tome XXIX va jusqu'à la page 1044, le tome XXX commence à partir de cette page.

« D'argent à une robe de Rablais (*sic*) (c'est-à-dire de médecin) de sinople, fourrée d'hermine. »

La communauté des apothicaires : A. G., II, p. 821. — B. C., p. 1015.

« De gueules à une seringue d'argent. »

Callian :

La communauté des apothicaires, chirurgiens, hôtes, mulatiers et tailleurs du lieu de Callian : A. G., I, p. 1256. — B. C., p. 132.

« D'argent à une croix de gueules cantonnée au 1er d'une boîte couverte de même, au 2e d'une lancette d'azur emmanchée de sable et clouée d'or, au 3e d'un fer de cheval de gueules et au 4e d'une paire de ciseaux d'azur ouverts en sautoir. »

Forcalquier :

La communauté des médecins, apothicaires et chirurgiens : A. G., II, p. 576. — B. C., p. 776.

« De sinople à un chevron d'or, coupé d'argent à un écureuil de sinople. »

Grasse :

La communauté des maîtres chirurgiens : A. G., I, p. 244. — B. C., p. 1287.

« De gueules à une lancette de chirurgien ouverte d'argent et clouée d'or, la pointe en haut. »

Grimaud :

La communauté des marchands, maréchaux, chirurgiens, tisseurs de toile, maçons, cordonniers, et fustiers du lieu de Grimaud : A. G., I, p. 1272. — B. C., p. 147.

« D'azur à un saint Joseph d'or tenant en sa main dextre un lys au naturel. »

Marseille :

La communauté des maîtres chirurgiens jurés de Saint-Côme : A. G., I, p. 639. — B. C., p. 1433.

« De gueules (1) à une église d'argent (2) accostée de deux boîtes couvertes de même et surmontée d'une fleur de lys d'or rayonnée de même et autour ces mots: « *Sanat omnia* (3). »

La communauté des apothicaires : A. G.,I, p. 760. — B. C., p. 1433.

« D'argent à un palmier de sinople sur une terrasse de même, le palmier accolé de deux serpents affrontés d'or, langués de sable, adextré d'une tige de corail de gueules et senestré de coquille ou nacre d'azur dans laquelle sont rangées des perles d'argent, et sous la terrasse une mer d'argent dans laquelle nage un poisson au naturel. »

Martigues:

Le corps des maîtres chirurgiens: A. G., I, p.469. — B. C., p. 1433.

« D'azur aux deux saints Côme et Damien d'or, l'un tenant une boîte et l'autre une ventouse allumée, posés de face sur une terrasse de sinople, et autour cette légende: « Saint Côme et saint Damien-Martigues. »

La communauté des apothicaires du lieu de Martigues: A. G., II, p. 252. — B. C., p. 469.

« De gueules à un sautoir d'argent, coupé d'argent à un léopard de sable. »

Montauroux:

La communauté des apothicaires, chirurgiens, tailleurs, marchands et revendeurs du lieu de Montauroux: A. G., I, p. 1305. — B. C., p. 178.

---

(1) D'azur pour d'autres auteurs.
(2) Couverte de gueules, id.
(3) Ces armoiries furent changées en 1769. Voir Régis de la Colombière: Fêtes patronales et usages des corporations et associations qui existaient à Marseille avant 1789.

« D'azur à une Notre-Dame d'argent. »

Saint-Tropez :

La communauté des chirurgiens, maréchaux et serruriers : A. G., I, p. 1307. — B. C., p. 180.

« De sable à une barre d'argent posée en pal adextrée d'un rasoir de même et senestrée d'une clef d'or. »

Le Sault :

La communauté des médecins, chirurgiens et apothicaires : A. G., II, p. 607. — B. C., p. 806.

« D'azur à une fiole d'argent. »

Seillans :

La communauté des maîtres apothicaires, serruriers, maçons, cordiers et cordonniers du lieu de Seillans : A. G., I, p. 1251. — B. C., p. 128.

« De gueules à une croix câblée d'argent cantonnée au 1er d'une boîte couverte d'or, au 2e d'une clef d'argent posée en pal, au 3e d'une truelle de même emmanchée d'or et au 4e d'un tranchet aussi d'argent et emmanché d'or. »

Sisteron :

La communauté des hôtes, boulangers, droguistes, libraires et chandeliers : A. G., I, p. 1415. — B. C., p. 287.

« De gueules à une Notre-Dame d'argent. »

Tarascon :

La communauté des maîtres chirurgiens jurés : A. G., II, p. 659. — B. C., p. 856.

« D'azur à un bistouri d'argent. »

La communauté des marchands droguistes : A. G., II, p. 697. — B. C., p. 893.

« D'azur à trois pains de sucre posés en fasce. »

Toulon

La communauté des maîtres apothicaires : A. G.,
I, p. 146. — B. C., p. 1217.

« D'argent à une Madeleine de carnation échevelée
d'or vêtue d'azur tenant sa main dextre contre sa poi-
trine et de sa senestre étendue tenant une boîte couverte d'or, sur une terrasse de sinople. »

Tourettes :

*La communauté des chirurgiens, tisseurs de toile,
menuisiers, charpentiers, maréchaux, hôtes cabaretiers, muletiers, maçons et autres* : A. G., t. I,
p. 1317. — B. C., p. 189.

« D'azur à une sainte Madeleine d'or, tenant en sa
main une boîte couverte de même. »

LA ROCHELLE
(*Armorial général*, t. XXXI.)
(*Armorial : Blasons coloriés*, tome XXXI.)

Beauvais :

La communauté des chirurgiens : A. G., p. 412.
— B. C., p. 359.

« D'azur à un saint Côme d'or, tenant en sa main
dextre une lancette d'argent (1). »

Charente :

La communauté des maîtres chirurgiens : A. G.,
p. 415. — B. C., p. 362.

« D'azur à un saint Côme et un saint Damien d'or. »

La Rochelle :

La communauté des chirurgiens : A. G., p. 152.
— B. C., p. 114.

« D'or à un rasoir de sable. »

---

(1) D'or dans le blason colorié.

La communauté des apothicaires et potiers d'é-tain : A. G., p. 155. — B.C., p. 117.

« D'azur à une seringue d'argent posée en pal. »

La communauté des droguistes : A. G., p. 256. — B.C., p. 199.

« De gueules à trois boîtes couvertes d'or, 2 et 1. »

Saintes :

La communauté des chirurgiens : A.G., p. 205. — B.C., p. 176.

« De gueules à un bassin à barbe d'argent, accompagné en chef de deux rasoirs de même et en pointe d'une lancette aussi d'argent. »

La communauté des apothicaires et perruquiers A.G., p. 367. — B.C., p. 311.

« Coupé d'argent et d'azur à deux boîtes couvertes de gueules en chef et un buste de femme d'argent, chevelée d'or, posé en pointe. »

Saint-Jean-d'Angély :

La communauté des chirurgiens : A.G., p. 423. — B.C., p. 369.

« D'azur à un saint Côme et un saint Damien d'or. »

La communauté des apothicaires : A. G., p. 423. — B.C., p. 370.

« D'argent à une couleuvre de sinople, tortillée en pal, accostée de deux boîtes couvertes de gueules. »

SOISSONS

(*Armorial général*, tome XXXII.)
(*Armorial* : *Blasons coloriés*, tome XXXII.)

Aubenton :

La communauté des chirurgiens : A.G., p. 819. — B.C., p. 505.

« D'azur à une spatule d'argent. »

Bohain :

La communauté des chirurgiens, drapiers et merciers : A.G., p. 812. — B.C., p. 498.

« D'azur à une aune d'argent en fasce marquée de sable, surmontée d'une spatule d'argent. »

Château-Thierry :

La communauté des apothicaires et chirurgiens : A. G., p. 755. — B. C., p. 427.

« D'azur à une boîte couverte d'or à dextre et une spatule d'argent à senestre. »

Chauny :

La communauté des chirurgiens : A. G., p. 560. — B. C., p. 135.

« D'azur à un saint Côme et un saint Damien d'or, sur une terrasse de même. »

La communauté des apothicaires et chapeliers : A. G., p. 753. — B. C., p. 424.

« D'azur à une spatule d'argent, coupé d'or à un chapeau de sable. »

Clermont-en-Beauvoisis :

La communauté des maîtres chirurgiens jurés : A. G., p. 796. — B. C., p. 484.

« D'azur à une spatule d'argent posée en pal. »

Crespy-en-Valois :

La communauté des chirurgiens et apothicaires : A. G., p. 764. — B. C., p. 440.

« D'azur à une boîte couverte d'or à dextre et une spatule d'argent à senestre. »

La Fère :

La communauté des chirurgiens et apothicaires : A. G., p. 514. — B. C., p. 223.

« Parti au 1er d'azur à deux lancettes ouvertes posées
en chef, trois boîtes couvertes en fasce et une tête de
mort soutenue de deux os passés en sautoir, en pointe,
le tout d'argent, et au 2e d'argent à trois roses de gueules rangées en chef, une vipère de sinople languée de
gueules rampante en fasce et un rocher de sable en
pointe. »

La Fère-en-Tardenois :

La communauté des apothicaires et chirurgiens :
A. G., p. 851. — B. C., p. 523.

« De sinople à une boîte d'or accompagnée en chef
de deux lancettes d'argent. »

La Ferté-Milon :

La communauté des chirurgiens et apothicaires :
A. G., p. 776. — B. C., p. 457.

« De gueules à une boîte couverte d'argent à dextre
et à senestre une spatule de même. »

Guise :

La communauté des chirurgiens : A. G., p. 544.
— B. C., p. 248.

« D'argent à une fleur de lys de gueules en chef et
en pointe deux boîtes couvertes de sable avec cette
inscription autour : *Chirurgiens de Guise.* »

Ham :

La communauté des chirurgiens : A. G., p. 562.
— B. C., p. 142.

« D'azur à un saint Côme et un saint Damien d'or
posés sur une terrasse de même. »

Laon :

La communauté des maîtres chirurgiens : A.G.,
p. 612. — B. C., 111.

« D'azur à un saint Côme et un saint Damien d'or. »

La communauté des maîtres apothicaires, ciriers et épiciers : A. C., p. 510. — B. C., p. 217.

« D'azur à une flèche ou dard posé en pal d'or, la pointe en bas, accolé d'une givre de même, la tête en bas. »

Nesle :

La communauté des chirurgiens, apothicaires et perruquiers : A. G., p. 733. — B. C., p. 392.

« D'azur à une spatule d'argent en pal adextrée d'une boîte couverte d'or et senestrée d'un peigne de même. »

Neuilly-Saint-Front.

La communauté des chirurgiens et apothicaires : A. G., p. 768. — B. C., p. 447.

« D'azur à une boîte couverte d'or à dextre et une spatule d'argent à senestre. »

Noyon :

La communauté des chirurgiens et perruquiers : A. G., p. 742. — B. C., p. 408.

« D'azur à une spatule d'argent à dextre et un peigne d'or à senestre. »

La communauté des apothicaires, potiers d'étain et couteliers : A. G., p. 748. — B. C., p. 418.

« D'azur à une fasce d'or accompagnée en chef d'une boîte couverte d'or à dextre et d'un pot d'étain au naturel à senestre et en pointe d'un couteau d'argent. »

Ribemont :

La communauté des chirurgiens : A. G., p. 599. — B. C., p. 98.

« D'azur à une spatule d'argent posée en pal sur laquelle sont brochantés des ciseaux ouverts de même. »

Soissons :

La communauté des maîtres chirurgiens : A.G., p. 694. — B. C., p. 329.

« De gueules à un rasoir d'argent emmanché et cloué d'or ouvert en chevron accompagné en pointe d'une lancette de même. »

La communauté des maîtres apothicaires : A.G., p. 690. — B. C., p. 325.

« De gueules à une spatule d'argent posée en pal. »

Vailly :

La communauté des chirurgiens, apothicaires, merciers et drapiers : A. G., p. 708. — B. C., p. 351.

« De gueules à un saint Joseph d'or tenant en sa main droite un lys au naturel. »

Vervins :

La communauté des chirurgiens et apothicaires : A. G., p. 527. — B. C., p. 236.

« D'or à un saint Côme et un saint Damien de carnation vêtus d'azur et de gueules sur une terrasse de sinople, le premier tenant de la main dextre élevée une boîte couverte de gueules et appuyant sa senestre sur une épée d'argent la pointe en bas, et l'autre tenant de sa main dextre abaissée une épée de même et de sa senestre élevée une fiole aussi d'argent. »

TOURS

(*Armorial général*, tome XXXIII.)
(*Armorial : Blasons coloriés*, tomes XXXIII
et XXXIV) (1).

Amboise :

La communauté des chirurgiens : A. G., p. 1364.
— B. C., p. 879.

« De sable à trois boîtes d'or posées en pal (2). »

Angers :

*La communauté des maîtres chirurgiens de la
ville, faubourgs d'Angers et dépendances :* A. G.,
p. 790. — B. C., p. 244.

« D'argent à un saint Côme et un saint Damien de
carnation vêtus en robes de sable avec des bonnets de
même fourrés d'hermine. »

*La communauté des maîtres apothicaires et épi-
ciers :* A. G., p. 786. — B. C , p. 238.

« De sinople à un saint Nicolas évêque adextré en
pointe de trois enfants dans un baquet, le tout d'or. »

*La communauté des maîtres barbiers, perruquiers
et étuvistes :* A. G., p. 863. — B. C., p. 368.

« D'azur à trois bassins à barbe d'or posés 2 et 1. »

*La communauté des marchands droguistes et
épiciers :* A. G., p. 989. — B. C., p. 536.

« D'azur à des balances d'or accompagnées en pointe
d'un bouquet de différentes fleurs au naturel (3). »

---

(1) Le tome XXXIII va jusqu'à la page 596, à laquelle commence le tome XXXIV.
(2) Posées 2 et 1 dans le blason colorié.
(3) Les fleurs ne sont pas figurées dans le blason colorié.

Baugé :

La communauté des médecins, chirurgiens et apothicaires : A. G., p. 1525. — B. C., p. 100.

« D'or à une fasce de gueules, écartelé de gueules à une bande d'or. »

Beaumont-le-Vicomte :

La communauté des médecins, barbiers, chirurgiens et apothicaires : A. G., p. 1331. — B. C., p. 851.

« D'or à huit pots de sable, posés en orle. »

La communauté des marchands merciers, drapiers, épiciers, droguistes et ferons : A. G., p. 1122. — B. C., p. 675.

« D'azur à une aune d'argent marquée de sable, posée en fasce, accompagnée en chef d'une balance d'or et en pointe d'un marc de même. »

Bonnétable :

La communauté des médecins, apothicaires, barbiers et chirurgiens : A. G., p. 1124. — B. C., p. 676.

« D'azur à deux boîtes couvertes d'or posées en fasce. »

La communauté des marchands merciers, drapiers, épiciers, droguistes et ferons : A. G., p. 1123. — B. C., p. 676.

« De gueules à une aune d'argent marquée de sable posée en fasce et surmontée d'une balance d'or et accompagnée en pointe d'un marc de même. »

Craon :

La communauté des chirurgiens : A. G., p. 1215. — B. C., p. 775.

« D'azur à trois lancettes d'or posées 2 et 1. »

Château-Gontier :

La communauté des maîtres apothicaires : A.G., p. 432. — B. C., p. 113.

« D'argent à deux vipères tortillées en pal affrontées de gueules et surmontées d'une couronne d'or. »

La communauté des médecins : A. G., p. 671. — B. C., p. 998.

« D'argent à une bande d'azur chargée de trois larmes d'argent. »

Doué :

La communauté des médecins, chirurgiens et apothicaires : A. G., p. 1010. — B C., p. 556.

« D'argent à un saint Côme et un saint Damien de carnation vêtus de robes de gueules fourrées d'hermine. »

Duretal :

La communauté des chirurgiens et apothicaires : A. G., p. 1409. — B. C., p. 920.

« De sable à trois boîtes d'or posées 2 et 1. »

La communauté des marchands merciers, ciriers, droguistes et épiciers : A. G., p. 1409. — B. C., p. 920.

« D'azur à une main d'argent tenant une balance d'or. »

Ernée :

La communauté des apothicaires : A. G., p. 412. — B. C., p. 78.

« D'azur à un soleil d'or. »

La Ferté-Bernard :

La communauté des marchands merciers, épi-ciers, droguistes, drapiers et ferons : A. G., p. 1334. — B. C., p. 853.

« D'azur à une balance d'or accompagnée de trois pilons de même. »

La Flèche :

La communauté des chirurgiens : A. G., p. 752. — B. C., p. 190.

« D'azur à un saint Côme et un saint Damien d'or et une flèche de même couchée en pointe (1). »

La communauté des apothicaires : A. G., p. 1411. — B. C., p. 921.

« De gueules à un mortier avec son pilon d'argent. »

La communauté des droguistes, ciriers et chandeliers : A. G., p. 1434. — B. C., p. 278.

« De sable à une ruche d'argent accompagnée de deux chandelles de même. »

Laval :

La communauté des chirurgiens : A. G., p. 1455. — B. C., p. 962.

« Coupé d'argent et de gueules à trois boîtes, deux en chef, et une en pointe de l'un en l'autre. »

La communauté des apothicaires : A. G., p. 773, — B. C., p. 230.

« D'azur à un mortier d'or garni de son pilon de même et accompagné en chef de deux vipères affrontées d'argent. »

Loches :

La communauté des chirurgiens, barbiers et perruquiers : A. G., p. 1302. — B. C., 828.

« De gueules à une perruque d'or. »

La communauté des marchands épiciers et droguistes : A. G., p. 1288. – B. C., p. 817.

---

(1) La flèche n'est pas figurée dans le blason colorié.

« D'azur à deux pains de sucre d'argent en chef et un flambeau d'or en pointe. »

Loudun :

La communauté des médecins, chirurgiens et apothicaires : A.G., p. 661. — B.C., p. 1178.

« D'argent à trois cœurs de gueules apointés et posés en pal, et un chef d'azur chargé de trois fleurs de lys d'or. »

La communauté des marchands de drap, merciers, épiciers et droguistes : A.G., p. 659. — A.B., p. 1175.

« D'azur à un saint Louis d'argent vêtu à la royale. »

Le Lude :

La communauté des maîtres chirurgiens et apothicaires : B.A., p. 1320. — B. C., p. 105.

« De sinople à une fasce d'argent, écartelé d'argent à une barre de sinople. »

La communauté des barbiers, baigneurs, perruquiers et étuvistes : A.G., p. 311. — B. C., p. 118.

« De sable à des ciseaux fermés d'or péris en bande. »

Le Mans :

La communauté des chirurgiens : A.G., p. 1323. — B.C., 844.

« De sable à une scie à main d'argent accompagnée de trois lancettes de même, deux en chef et une en pointe. »

La communauté des maîtres apothicaires et épiciers : A. G., p. 289. — B.C., p. 405.

« D'azur à un saint Nicolas d'argent. »

La communauté des barbiers, perruquiers et passementiers : A.G., p. 1325. — A.C., p. 846.

« De gueules à un bassin à barbe d'or et un chef
d'argent chargé de trois tourteaux de sable. »

Mayenne :

La communauté des chirurgiens : A. G., p. 1167.
— B. C., p. 724.

« D'azur à trois lancettes d'or posées 2 et 1. »

La communauté des apothicaires : A. G., p. 1165.
— B.C., p. 722.

« De sable à un pot couvert d'argent. »

La communauté des médecins : A.G., p. 1184. —
B. C., p. 744.

« D'azur à deux boîtes couvertes d'or posées en
fasce. »

Saumur :

La communauté des chirurgiens : A.G., p. 603.
— B.C., p. 1116.

« D'azur à un sceptre d'or sommé d'une main dextre
apaumée de même, chargée d'un œil au naturel, le
sceptre adextré d'une lancette d'argent clouée d'or et
senestré d'un vase aussi d'argent. »

*La communauté des maîtres barbiers, baigneurs,
étuvistes et perruquiers* : A. G., p. 593 — B. C.,
p. 1108.

« D'azur à une fontaine d'or jaillissant son eau d'argent dans trois bassins, les deux premiers ronds et le
dernier carré, sur une terrasse de sinople. »

*La communauté des marchands droguistes épi-
ciers* : A. G., p. 596. — B.C., p. 1111.

« D'azur à une fortune au naturel s'appuyant d'un
pied sur une boule d'or et supportée par une roue de
gueules voguant sur une mer d'argent, tenant de sa

main dextre une écharpe de même et de sa main senestre une corne d'abondance d'or. »

Les médecins en corps et la communauté des apothicaires joints: A. G., p. 1011. — B. C., p. 557.

« D'or à un saint Côme et un saint Damien de carnation vêtus de robes longues de sable fourrées d'hermine. »

Tours :

La communauté des maîtres chirurgiens : A.G., p. 816. — B. C., p. 292.

« D'argent à un saint Côme et un saint Damien de carnation vêtus de sable (1), l'un tenant un livre d'or (2) et l'autre une boîte couverte de même. »

La communauté des maîtres barbiers, baigneurs, étuvistes et perruquiers : A. G., p. 782. — B. C., p. 234.

« D'azur à un saint Louis de carnation vêtu à la royale d'une robe d'azur (3) semée de fleurs de lys d'or et tenant en sa main un sceptre de même. »

La communauté des médecins : A. G., p. 806. — B. C., p. 278.

« D'or à un saint Côme et un saint Damien de carnation vêtus de robes de docteurs de gueules fourrées d'hermine (4), l'un tenant un livre d'argent et l'autre une boîte couverte d'or. »

---

(1) Et fourrés d'hermine dans le blason colorié.
(2) Ce livre n'est pas figuré dans le blason colorié.
(3) D'argent dans le blason colorié, ce qui est bien plus vraisemblable : une robe d'azur ne se verrait pas sur un fond de même et ce serait contraire aux règles héraldiques.
(4) Et coiffés de bonnets de sable dans le blason colorié.

*La communauté des marchands drapiers, dro-
guistes et confiseurs* : A. G., p. 807. — B. C.,
p. 278.

« D'azur à une aune d'argent marquée de sable posée
en pal, parti de gueules à un flambeau d'argent en pal
accosté de deux boîtes couverte d'or. »

VERSAILLES

(*Armorial général*, tome XXXIV et dernier.)
Armorial : Blasons coloriés, tome XXXV et dernier)

(Néant.)

Petit abrégé d'art héraldique.

(Ne comprenant que l'explication des termes contenus
dans le présent travail.)

A. EXPLICATION DES TERMES GÉNÉRAUX

Les *émaux* qui constituent le coloris des blasons sont les
métaux et les *couleurs*.

Les couleurs sont les suivantes :

gueules, couleur rouge
azur,   —   bleue
sinople,   —   verte
pourpre,   —   violette
sable,   —   noire

Les émaux sont : l'or (souvent figuré en jaune quand il
ne s'agit pas de personnages) et l'argent (ou blanc).

Joignons-y les fourrures qui sont de deux sortes :
l'hermine (d'argent à mouchetures spéciales de sable) et
le vair (d'argent et d'azur aux figures propres de cette
fourrure). La contre-hermine est l'hermine dans laquelle
les mouchetures sont d'argent sur fond de sable.

L'écu peut être d'un seul émail ; le plus souvent il est

divisé par plusieurs *partitions* dont les principales sont les suivantes :

Le parti, quand l'écu est divisé en deux parties par un trait vertical ;

Le coupé, quand l'écu est divisé en deux parties par un trait horizontal ;

Le tranché, quand l'écu est divisé en deux parties par un trait descendant de droite à gauche (1) ;

Le taillé, quand l'écu est divisé en deux parties par un trait descendant de gauche à droite.

Les partitions peuvent s'unir pour en donner d'autres :

Le parti joint au coupé donne l'écartelé ;

Le tranché joint au taillé donne l'écartelé en sautoir ;

Le parti joint au coupé, au tranché et au taillé donne le gironné.

Les pièces héraldiques ou objets représentés peuvent occuper sur l'écu diverses positions : nous supposerons l'écu divisé en neuf parties désignées chacune par une des premières lettres de l'alphabet et dirons ensuite comment se désigne la place qu'occupe chacune d'entre elles.

A	B	C
D	E	F
G	H	I

B est le chef de l'écu ;

E est le centre ;

H est la pointe ;

D le flanc dextre ;

F le flanc senestre ;

A le canton dextre du chef ou premier canton ;

B — senestre du chef ou second canton ;

G — dextre de la pointe ou troisième canton ;

I — senestre de la pointe ou quatrième canton.

_____

(1) La droite ou dextre de l'écu est la partie gauche de l'écu en regardant l'écu, la gauche ou senestre est la partie droite en regardant l'écu.

Une ou des pièces situées suivant ABC sont dites rangées en chef; suivant GHI, en pointe; suivant BEH, en pal; suivant DEF en fasce; suivant AEI, en bande; suivant CEG, en barre; suivant BDEFH, en croix; suivant ACEH, en pairle.

Le mot orle veut dire bords de l'écu.

Quand il existe trois pièces ou objets secondaires de même nature, ils peuvent être soit *rangés* (tous les trois sur une même ligne), soit *posés 2. 1.* (deux en haut, un plus bas), soit mal ordonnés (un en haut et deux plus bas).

B. Lexique (1) des termes en particulier

Adextré. — Se dit d'une pièce ou d'un objet qui en a un autre à sa droite.

Adossés. — Dos à dos.

Affrontés. — Face à face.

Alaisé. — Se dit d'une pièce (chevron, croix, etc.) dont les extrémités ne touchent par les bords de l'écu.

Apaumé. — Se dit d'une main ouverte dont on voit la paume.

Béqué. — Se dit d'un oiseau dont le bec est d'autre émail que le reste.

Baïonnette. — Arme.

Besant. — Disque, toujours de métal.

Billette. — Pièce rectangulaire.

Bourdon. — Bâton de pèlerin.

Brochant. — Se dit d'une pièce qui passe sur d'autres.

Brochanté. — Se dit d'une pièce couverte en partie par une autre.

Caducée. — Bâton autour duquel s'enlacent deux serpents et terminé par deux ailes.

Cantonné. — Se dit d'une croix ou d'un sautoir accompagné dans les cantons de quelques autres figures.

Carnation. — Se dit des parties du corps humain représentées avec leurs couleurs naturelles.

Carreau. — Carré.

---

(1) Chercher dans les principes généraux qui précèdent les mots que l'on ne trouvera pas ici.

Casse. — Plante médicinale.

Chargé. — Se dit d'une pièce sur laquelle il y en a une autre.

Chaussetrappe. — Masse sphérique garnie de pointes aiguës.

Chevelé. — Se dit d'une tête dont les cheveux sont d'autre émail que la tête.

Chevron. — Pièce honorable formée de la bande et de la barre réunie en chef (formant un Λ).

Cloué. — Se dit quand les clous sont d'autre émail que l'objet.

Cœur (en). — Au centre de l'écu.

Componé. — Se dit des pals, fasces, croix, etc., qui sont composés de carreaux d'émaux alternés.

Contourné. — Se dit des animaux ou des têtes d'animaux tournés vers la gauche de l'écu.

Coquemar. — Mesure de capacité (pour les liquides).

Croisette. — Petite croix.

Croix câblée. — Croix faite de cordes ou de câbles tortillés.

Croix nillée. — Croix séparée en quatre pièces.

Dextrochère. — Membre supérieur humain droit.

Diapré. — Bigarré.

Emanché. — Ligne en zigzags divisant l'écu en deux suivant une des partitions principales.

Emmanché. — Se dit du manche des objets quand il est d'autre émail que le reste.

Engrelé. — Se dit du bord des objets quand ils sont à petites dents un peu arrondies.

Ensanglanté. — Animal ou objet sanglant.

Entrelacé. — Se dit des choses semblables passées les unes dans les autres.

Fermail. — Boucle avec son ardillon.

Franc-quarter. — Espace carré uni situé à dextre en chef (ou sous le chef).

Fruité. — Se dit d'un arbre chargé de fruits d'autre émail que l'arbre.

Gai. — Se dit d'un cheval nu, sans harnais.

Gironné. — Se dit de l'écu divisé en 6-8-10 parties triangulaires dont les sommets s'unissent au centre de l'écu.

Givre. — Sorte de dragon ailé fabuleux.

7

Grenetis. — Sorte d'ornement.

Gaidon. — Enseigne (drapeau) étroite, longue et fendue, à pointes pendantes.

Haussé. — Dressé verticalement.

Jombarde. — Sans doute pour joubarbe, plante médicinale.

Lampassé. — Se dit de la langue des animaux.

Macle. — Losange évidé en son centre en forme de losange.

Marc. — Sorte de vase.

Marqué. — Se dit d'un objet servant à mesurer et dont les divisions sont visibles.

Merlette. — Petit oiseau figuré de profil, sans pattes ni bec.

Mortier. — Vase destiné au broiement et au mélange des médicaments.

Mouvant. — Semblant sortir de...

Ondées. — Formant des ondulations.

Orle (en). — Occupant les bords de l'écu.

Pal. — Pièce verticale ; en pal veut dire verticalement placée.

Parée. — Se dit d'une main dont le poignet est couvert d'une manchette.

Passant. — Se dit des personnages ou des animaux qui semblent marcher.

Pavi. — Synonyme de placé.

Péri. — Idem.

Piété. — Gouttes de sang coulant des blessures (du pélican).

Quintaine. — Poteau auquel est suspendu un écusson (qui sert de but dans les exercices de tir).

Redorte. — Branche d'arbre tortillée plusieurs fois sur elle-même.

Renversé. — Chevron dont le sommet est en bas.

Rampant. — Se dit de l'animal figuré debout.

Sautoir. — Pièce formée de la bande et de la barre.

Sautoir (losangé). — Sautoir formé de losanges juxtaposés sans laisser d'espace entre eux.

Séné. — Plante médicinale.

Senestré. — Se dit d'une pièce qui en a une autre à sa gauche.

Simples. — Plantes médicinales.

Spatule. — Instrument servant à l'art médical.
Tiercé. — Se dit de l'écu divisé en trois parties.
Trépan. — Instrument de chirurgie.
Tourteau. — Disque rond toujours de couleur.

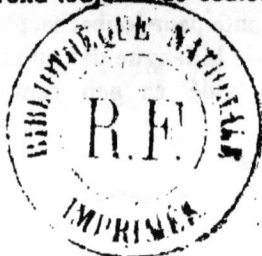

Poitiers. — Imprimerie BLAIS et ROY, rue Victor-Hugo, 7.

www.ingramcontent.com/pod-product-compliance
Lightning Source LLC
Chambersburg PA
CBHW050600210326
41521CB00008B/1055